U0336640

斯坦福抗疲劳法

スタンフォード式
疲れない体

［日］山田知生 —— 著

程雨枫 —— 译

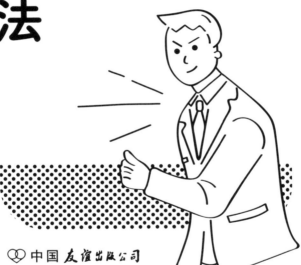

中国友谊出版公司

前　言
来自顶级运动医学中心的抗疲劳法

"怎样才能不容易疲劳，或者即使疲劳了也能快速恢复？"

本书就是对这个问题的一个回答。

我会在这本书里为大家介绍来自全球顶级名校斯坦福大学的科学理论。

斯坦福大学的在校生中，有不少活跃在国际赛场上的学生运动员，他们的实力在美国大学生运动员中处于最高水平。为了这些运动员，该校的运动医学中心专门采用了一整套疲劳恢复法。

本书首次尝试以上述科学理论和疲劳恢复法为中心，总结出"预防疲劳"和"消除疲劳"的有效方法。

"也许是因为长期处于疲劳状态，白天总是觉得浑身乏力。"

"睡得再久，起床后还是觉得身体发沉。"

"最近很累，一直缓不过来。"

"工作量和以前是一样的，但感觉好像比原来更容易疲劳了。"

在忙碌的现代社会，每个人都免不了要面对"疲劳"的问题。容易疲劳、疲劳恢复不过来……这些与疲劳有关的烦恼正在以各种形式困扰着我们。

不过，我们不用因为"工作太忙"或"年纪大了"等原因就放弃追求"不疲劳的生活"。疲劳并不是无法解决的难题。

只要遵循正确的步骤，谁都可以预防疲劳，也完全可以提高疲劳恢复的效率。

本书以斯坦福大学运动医学中心所采用的方法为基础，结合最前沿的运动医学精髓，将这种适用于所有人的疲劳恢复法介绍给大家。

如果不采取任何措施，疲劳只会越来越严重。长期处于疲劳状态，还可能会诱发伤病。

无论是慢性疲劳，还是暂时性疲劳，我们都应该及时消除，这才是最好的办法。

接下来，就让我们一起来打造"抗疲劳体质"，告别"听之任之就会越来越严重"的疲劳状态吧。

希望大家都能通过本书的方法，拥有抗疲劳体质。

全球顶级名校 × 顶尖运动团队的恢复法

"斯坦福大学不就是美国那所高智商的精英们才能考上的大学吗?"

日本的熟人经常这样问我。看来随着硅谷的兴起和发展,斯坦福大学作为"理工科强校"的印象已经深入人心了。

在《泰晤士报》的世界大学排行榜上,第一名和第二名分别为英国的牛津大学和剑桥大学,斯坦福大学与加州理工学院并列第三。

不同调研机构公布的排名可能不尽相同,不过《美国新闻与世界报道》(*U.S. News & WORLD REPORT*)也将斯坦福大学排在第三名,仅次于哈佛大学和麻省理工学院。

这样说来,说斯坦福大学是全球学霸云集的顶级名校也不为过吧。

不过,"高智商"只是斯坦福大学的一个侧面。

美国人对斯坦福大学的印象是"一所文体兼修的大学",不仅学术水平高,运动水平也很出众。

棒球、美式足球、篮球、游泳、网球……可能很多人还不知道,斯坦福大学的学生运动员其实个个都是职业级的超一流运动员。

22% 的美国奥运奖牌属于斯坦福大学

在 2012 年伦敦奥运会上，斯坦福大学派出了 40 名学生运动员参赛，获得了 12 枚金牌。

在 2016 年里约热内卢奥运会上，共有 27 枚奖牌在斯坦福大学的学生运动员胸前闪耀。美国在这一届奥运会上总共获得了 121 枚奖牌，其中斯坦福赢得了 27 枚，也就是说，约 22% 的奖牌是由斯坦福获得的。

目前，我作为运动防护师专门负责为游泳队提供指导，在撰写本书期间，全美大学生锦标赛的女子项目在俄亥俄州举行。

在那里，斯坦福大学女子游泳队取得了优异成绩，共创造了 5 项美国新纪录，在 13 个项目中的 8 个个人项目中夺冠，包揽 5 个接力项目的冠军。

她们的出色表现证明了斯坦福大学果然不愧最强团队的称号。

23 连冠背后的"绝对恢复指南"

斯坦福大学在多个竞技项目上培养出了众多职业运动员，如美国职业棒球大联盟球员麦克·穆西纳、杰克·麦克道尔等

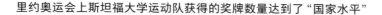

里约奥运会上斯坦福大学运动队获得的奖牌数量达到了"国家水平"

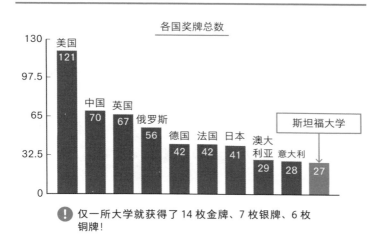

各国奖牌总数

!　仅一所大学就获得了 14 枚金牌、7 枚银牌、6 枚铜牌！

都是其中的佼佼者。

2017 年带领休斯敦太空人队在美国职业棒球大联盟的顶点——世界大赛中夺冠的主教练 A. J. 辛奇也是斯坦福的毕业生。

我作为运动防护师，曾经指导过小约翰·梅贝利、杰德·罗锐、卡洛斯·昆廷等多名现役运动员。

此外，我还曾经长期负责篮球队，这里走出了同卵双胞胎布鲁克·洛佩斯和罗宾·洛佩斯、兰德里·菲尔兹、安东尼·布朗、德怀特·鲍威尔等多名活跃在 NBA 赛场上的球员。

　　美式足球队也培养了许多知名球员，并将他们送入职业赛场。

　　美国的大学体育界有一个叫作全国大学体育协会（NCAA，National Collegiate Athletic Association）的组织，他们每年会对各所大学在棒球、篮球、网球、美式足球、田径、游泳等24个竞技项目上的成绩进行综合测评，评定每所大学的体育实力。

　　为此，每年都要举行 90 场比赛，通过评分制决定各大学的排名。斯坦福大学从 1994 年至 2017 年赛季，已经连续 23 年被评为"综合实力第一名"。

　　全面发展，力压群雄。

　　这就是美国的体育强校斯坦福大学的另一个侧面。

　　斯坦福大学之所以能取得这些成绩，完美契合人体结构的恢复方法功不可没。

我在顶尖运动团队的 16 年

　　我在斯坦福大学担任运动医学中心副主任，职责是为中心制定发展方向和未来规划，并管理这里的 23 名工作人员。同

全国大学体育协会（NCAA）公布的大学排行榜

年度	第1名	第2名
1993—1994	北卡罗来纳大学	斯坦福大学
1994—1995	斯坦福大学	北卡罗来纳大学
1995—1996	斯坦福大学	加州大学洛杉矶分校
1996—1997	斯坦福大学	北卡罗来纳大学
1997—1998	斯坦福大学	北卡罗来纳大学 佛罗里达大学（并列）
1998—1999	斯坦福大学	佐治亚大学
1999—2000	斯坦福大学	加州大学洛杉矶分校
2000—2001	斯坦福大学	加州大学洛杉矶分校
2001—2002	斯坦福大学	得克萨斯大学
2002—2003	斯坦福大学	得克萨斯大学
2003—2004	斯坦福大学	密歇根大学
2004—2005	斯坦福大学	得克萨斯大学

年度	第1名	第2名
2005—2006	斯坦福大学	加州大学洛杉矶分校
2006—2007	斯坦福大学	加州大学洛杉矶分校
2007—2008	斯坦福大学	加州大学洛杉矶分校
2008—2009	斯坦福大学	北卡罗来纳大学
2009—2010	斯坦福大学	佛罗里达大学
2010—2011	斯坦福大学	俄亥俄州立大学
2011—2012	斯坦福大学	佛罗里达大学
2012—2013	斯坦福大学	佛罗里达大学
2013—2014	斯坦福大学	佛罗里达大学
2014—2015	斯坦福大学	加州大学洛杉矶分校
2015—2016	斯坦福大学	俄亥俄州立大学
2016—2017	斯坦福大学	俄亥俄州立大学

❗ 斯坦福大学是蝉联 23 次冠军的绝对王者。

时，我也是一名运动防护师，目前专门负责指导游泳队，帮助他们力争在东京奥运会上赢得奖牌。

如果只能用一个词来概括运动防护师的工作，那就是"预防"。

在漫长的赛季期间，为了防止运动员受伤或出现心理方面的问题，我们必须帮助他们随时调整好状态，确保以最佳状态走上赛场。这就是运动防护师的使命。

当然，帮助运动员治疗伤病、为回归赛场而进行康复训练，为过于疲劳的运动员调理身体等"身体的日常维护"也是我们工作中必不可少的一部分。

在美国，防护师通过了"美国运动防护师协会（NATA，National Athletic Trainers' Association）"的认证，就相当于获得了国家职业资格。目前，参加防护师认证考试需要具有大学本科以上学历，不过从2022年起就只有研究生毕业的防护师才能参加考试了。

这说明在美国当运动防护师，不仅要在实践中培养技术和实务能力，还必须具备科学知识、极高素质和思考能力。

运动医学的发展日新月异，只有将最新的研究成果积极应用到实践中，才能获得更好的成效。

　　此外，运动防护师还要与教练、医疗及饮食方面的专家组成团队一起工作，所以也必须随时向他们学习，把新的知识应用到实际的防护工作中。

　　我在十几岁时成为职业滑雪运动员，经常赴国外参赛，后来在 24 岁退役之后选择了到美国留学。

　　这也是因为我一直希望有机会学习运动医学，而日本在 26 年前还不具备这方面的环境，于是我便来到了美国。

　　我在圣何塞州立大学研究生院学习了运动医学和体育管理之后，在 1999 年通过了运动防护师的国家职业资格考试，于 2000 年在圣塔克拉拉大学开始了我的第一份工作。2002 年，我来到斯坦福大学担任运动防护师。从那之后的 16 年里，我曾经指导过长跑、篮球、高尔夫、棒球、游泳等多种体育项目的运动员。

金牌得主、美国纪录保持者……
世界级运动健将如何消除疲劳？

　　在我目前负责的女子游泳队里，有一位名叫<u>凯蒂·莱德基</u>的选手。

她曾经在伦敦奥运会和里约奥运会上获得过 5 枚金牌，加上世界游泳锦标赛的奖牌，她共拥有 19 枚金牌和 2 枚银牌。这样的成绩称得上是实力雄厚的冠军选手，也是当之无愧的泳坛女王。

在斯坦福大学，有很多学生运动员像莱德基一样，在高中时代就已经成名。比如，有的棒球选手在高中毕业时就曾被美国职业棒球大联盟选中，但却放弃了球队承诺的巨额签约金，选择进入大学深造。

另外，也有很多运动员会在大学期间收到职业球队的邀请。安德鲁·拉克在大三时就曾经被美国职业橄榄球大联盟选为头号候选人，但他坚持完成了学业，甚至不惜拒绝了"预计超过 40 亿日元"的签约金。

拉克说，"留在校园，伙伴会使我成长。我想让自己成为更好的人，而且将来想当一名建筑师"，因此他选择留在大学。

这些年轻人文体兼修，拥有卓越的人格魅力。和他们在一起，我每天都过得十分充实。这也让我更能体会到守护他们身体的使命和责任之重大。

既然负责帮助运动员管理身体，就时刻都不能松懈，当然还必须预想到任何可能发生的情况，准备好相应的预防措施。

除了要防止运动员因受伤而危及职业生涯，还要对脑震荡做好防范措施，也必须具备相关知识来避免最坏的情况 —— 猝死。

总之，运动防护师的工作就是与教练、医疗团队、饮食专家通力合作，从多个角度去思考和实施"受伤及意外的预防"和"伤后的回归康复计划"。

"可复制"的恢复流程

"怎样才能不受伤？"

"受伤后怎样才能尽快恢复？"

这类问题与运动员的日常护理密切相关，也是运动医学中心一直探讨的课题。对此，我最重视的是对"疲劳"的管理。

因为疲劳不仅会导致受伤，还会引发运动员绝对不希望遇到的以下三种情况：

1. 无法在比赛中获胜

2. 发挥不出应有的实力

3. 受伤和意外

因此，<u>预防疲劳</u>就至关重要。

但职业体育运动的训练非常严酷，100% 预防疲劳是不现实的。即便学生运动员普遍年纪轻，体能好，他们在高强度训练后也一定会感到疲劳。

此外，除了训练之外，斯坦福大学对学生运动员的学业成绩的要求也很高，不会为他们提供"参加训练就不用上课"的特殊待遇。运动员在完成每天 3～4 小时的高强度训练之后，有时还要去图书馆自习到深夜。遇到有比赛时，他们还要远赴其他地区，面临 1~3 小时时差的考验……在这样的生活之下，一点都不疲劳是不可能的。

因此，<u>尽快消除疲劳</u>与<u>预防疲劳</u>具有同等重要的意义。

如果不能及时消除每天在高强度训练和学业中产生的疲劳，不仅谈不上预防，还会使运动员长期处于慢性疲劳状态，最终形成易疲劳体质。

正因如此，我们总是把预防疲劳和消除疲劳结合在一起来考虑。

"预防疲劳＋消除疲劳"，像"一二、一二"一样，让这两个过程有节奏地循环起来，才能形成抗疲劳体质。

用科学方法培养"抗疲劳体质"

在预防疲劳的同时消除疲劳，通过反复循环形成"抗疲劳体质"。

这不仅是运动员的理想，也是每天忙于工作生活的所有人都梦寐以求的。而且，我们采用的恢复方法以人体运行原理为基础，无论是运动员还是普通人，都能借此获得理想的效果。

因此我决定撰写本书，将斯坦福大学运动医学中心实行的"疲劳预防法"和"疲劳消除法"分享给更多的人。

"最好能多加一些拉伸等动作的图片""我想学简单的体操""请直接讲一讲最有效的具体方法"……

我知道很多人都想提出这样的需求，但没有知识支撑的实践其实很危险。一些坊间流传的妙招并没有任何效果，只会让人白费一番努力。还有的方法别说无法改善体质，甚至反而有可能带来问题。

此外，如今健体热潮正盛，到处都能看到各种各样的方法。在这样的环境之下，我们更需要擦亮眼睛，找到真正适合自己的正确方法。为此，我们也需要从科学的角度来了解"疲劳的真相"。

接下来，就让我们同时从两方面着手，借助切实可靠的知识和马上就能用上的具体方法来打造抗疲劳体质。本书不会只侧重介绍拉伸、体操等实践内容，同时还会为大家提供科学的依据。

"没有科学根据的恢复方法"等于徒劳

以科学理论和数据为依据，采用适当的方式，实行已被证实有效的方法。这是我们斯坦福大学运动医学中心一贯坚持的方针。

我们指导的都是一流运动员，绝不能毫无根据地去贸然尝试。只有类似"慢慢地深呼吸，自然会感到放松"这样的水平，是没有资格为未来身价数亿美元的运动员护理身体的。

正因如此，我们在训练当中非常重视以下三个基本要素——思维模式、高强度工作和恢复。

1. 制定目标，收集经过科学验证的知识，思考怎样才能实现这个目标（思维模式）。

2. 在此基础上，全力投入训练和比赛（高强度工作）。

3. 结束后恢复原有状态（恢复）。

本书的内容也都是围绕这些基本原理来介绍的。

作为一名运动防护师，我在近 20 年的职业生涯中感受最深的就是，"疲劳是神经与身体的协作出现了问题所导致的"，这部分内容在第 0 章中还会详细介绍。

疲劳不只是肌肉和关节的问题。形成抗疲劳体质需要汲取脑神经科学方面的知识，同时也必须重视神经所必需的氧气补给，也就是呼吸。此外，以饮食为主的营养学知识也必不可少。

基于上述观点，我们一直在实行依据斯坦福大学在医学、脑神经科学和营养学等方面的最新成果，经过精心设计和组合制定的恢复方案。

不过，这本书中并不涉及晦涩难懂的专业知识。

我会根据需要介绍一些医学方面的知识，但本书绝不属于专业书。

我会尽量避免不容易理解的术语和复杂难懂的肌肉名称，用浅显易懂的方式来表述这些内容。

此外，本书介绍的方法不求标新立异，都是严格遵循运动医学的基本原理，是我们平时真正实行的恢复方法的精髓。

帮你 100% 发挥最佳实力的抗疲劳法

本书将通过以下几个部分介绍如何打造抗疲劳体质。

第 0 章将围绕导致抗疲劳体质的基础，即疲劳的产生原理，介绍斯坦福运动医学中心的观点。我希望大家能在将大脑彻底清零的状态下吸收这些基础知识，所以把这一章叫作第 0 章。

接下来的第 1 章会介绍一种吸收了最新理论的"IAP 法"，它能有效预防并显著缓解疲劳。我们让运动员们实践了这个疲劳预防法后，他们都获得了积极效果，状态有了显著的改善，篮球队和游泳队的运动员出现腰痛的情况也越来越少了。这个方法的关键在于"体内压力"。

第 2 章会介绍适合在感到疲劳之后采取的"恢复方法"，它能够有效缓解疲劳。

第 3 章介绍从身体内部来促进疲劳恢复的"饮食法"。

最后的第 4 章介绍"高强度工作法"，通过纠正站姿、坐姿等日常姿势，将身体承受的负担控制在最小范围，尽可能预防忙碌的生活带来的疲劳。日常生活中不经意的一个小动作就能改变你的疲劳程度——我将从这个角度出发，介绍如何让人每天都处在不疲劳的状态。

在参加比赛之前，运动员最大的目标就是"超越过去的自己"，然后再去战胜对手。

实现这个目标的关键在于"100% 地发挥出自己的实力"。

普通人不必强迫自己向运动员看齐。我们很难让身体比实际年龄年轻很多，这样做也不会带来好的结果。

每个人的体能、骨骼、肌肉和身体的活动范围都存在差异，实力自然也各不相同。

所以，我们没必要一下子要求自己达到运动员的水平，不过我们仍旧可以争取最大限度地发挥出自身原本具有的实力。

希望每一位读者都能通过本书培养成抗疲劳体质，发挥出自己的最佳状态。

30 岁就让身体达到 30 岁时的最佳状态。

60 岁就让身体达到 60 岁时的最佳状态。

这也是永葆活力与健康的源泉。

斯坦福大学运动医学中心运动防护师　山田知生

目　录

第3章　打造抗疲劳体质的一流饮食法
—— 摄入的食物决定了你的恢复能力

第 4 章　斯坦福式高强度工作法

——要努力拼搏，更要把疲劳控制在最少

第 *0* 章

斯坦福大学
破解疲劳的真相

——人为什么会疲劳，不为人知的疲惫机理

疲劳的真相

从找出疲劳的原因开始

每天要做的事情多如牛毛，这是我们现代人的共同特征。不仅年长者会感到疲劳，年轻人也常常活得很累。在忙碌的日本，人们甚至要担心小学生和初中生是不是也都长期处于疲劳状态。

从这个意义上说，"如何与疲劳打交道"的课题与我们每个人都息息相关。

然而，出乎意料的是，竟然很少有人准确了解疲劳的真相。

疲劳究竟是什么？

疲劳是怎样产生的？

我们要治好湿疹，必须先弄清楚它属于病毒性、过敏性还是由外部刺激引发的炎症，然后才能根据不同的病因采取相应的疗法，否则就不会见效。

疲劳亦是如此。不搞清楚疲劳的原因，就无法从根本上消除疲劳。

也就是说，预防疲劳也必须先了解什么是疲劳，然后才能实现真正意义上的抗疲劳体质。

对乳酸堆积的误解

直到不久之前，乳酸一直被视作导致疲劳的原因。

"疲劳会在肌肉中越积越多。乳酸是导致这种现象的物质之一，只要能清除乳酸，就可以消除疲劳。"

直到 21 世纪前几年为止，这种观点一直处于主流地位。

持续使用肌肉确实会导致乳酸堆积，出现"训练过度之后腿都抬不起来了""浑身无力"等情况。

不过，你现在感到的疲劳是这种剧烈运动带来的疲劳吗？

"早上刚起床就觉得没劲儿，身体发沉。"

"稍微动一下就感到很累，而且一直缓不过来……"

我觉得，对于不是运动员的普通人来说，大多数的烦恼都应该是这些情形。每天在上下班高峰时段的电车里被挤得不成人形的上班族，根本没有运动员那么大的运动量。

他们的运动量没有大到产生乳酸堆积的程度，却仍旧感到十分疲惫……

这样看来，我们<u>不能将所有疲劳的原因都归结为乳酸</u>。

最近甚至也有人认为，乳酸并不是导致疲劳的原因，而是为了缓解肌肉疲劳而形成的。

睡眠不足耗尽无限精力

"<u>睡眠不足</u>"是目前已经得到证实的导致疲劳的原因之一。

睡眠的作用之一是消除大脑和身体的疲劳，所以<u>没睡好就等于没有脱离疲劳状态</u>。

睡眠不足还会对大脑造成显著的不良影响。斯坦福对学生运动员进行的眼动测试（eye-tracking test）让我再次意识到了这一点。

眼动测试就是让运动员佩戴虚拟现实设备，用视线追踪一个不停旋转或者突然移动的小黑点。通过追踪轨迹的精确度可以测量出运动员的大脑机能。

在运动医学中心，教练和运动防护师共同管理运动员的健康状态，将相关数据共享给医疗团队，确保能从医学角度掌握运动员的状态。对所有体育项目的全体运动员实施眼动测试便是这项工作中的一环。

追踪轨迹最精确的是棒球运动员。因为他们必须具备选球能力，平时就经常要用到动态视力，这也是他们坚持训练的结果。仅次于棒球运动员的是篮球运动员，其他项目中也都有一些运动员在这方面的能力天生就很强。

你可能在脑震荡状态下工作?！

不过，进行眼动测试的目的并不是测量动态视力，而是要了解大脑的状态。

我们尤其关注的是美式足球运动员的测试结果。

美式足球是美国的全民性运动，不过这个体育项目常常伴随着很大的危险。如果运动员在比赛中发生了激烈碰撞，之后在第二天感到头痛，那么他此时的眼动测试成绩往往会显著低于正常状态，显示出脑震荡的征兆。遇到这种情况，我们会要求他们暂停训练，直到眼动测试结果恢复到正常值。

棒球运动员必须具备选球能力，因此他们需要关注测试结果的绝对值；而美式足球运动员时常面临脑震荡的风险，因此他们必须关注数值的相对变化。

　　除此之外，游泳和长跑运动员的眼动测试结果有时也会很不理想。

　　在跑步和游泳过程中，运动员很少会发生肢体碰撞，引发脑震荡的可能性极低。那么，为什么他们也会出现不理想的测试结果呢？

　　我们把这些数据发给了脑外科医生，然后会收到一些提问：

　　"这名运动员从事的是什么项目？是游泳吗？那么请问问他是否处于睡眠不足的状态。"

　　也就是说，在睡眠不足的状态下接受眼动测试，会得出与出现脑震荡的运动员相似的测试结果。

　　我们在生活中常会遇到睡眠不足的情况，它会给大脑带来各种危害。睡不好不仅会导致疲劳和效率低下，长此以往还会像脑震荡一样，成为危及日常生活的危险因素。

疲劳究竟是什么造成的

　　我一直认为，疲劳不只是身体上的，大脑也会产生疲劳。

　　更准确地说，疲劳就是由于肌肉和神经使用过度或状态不佳，导致身体机能出现了问题的状态。也就是说，运动医学界的最新观点认为，除了肌肉，神经失调也会引发疲劳。

睡眠不足时的大脑≈脑震荡时的大脑?!

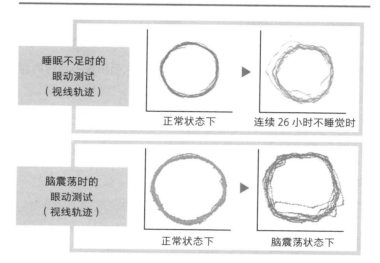

来源: Predictive Visual Tracking: Specificity in Mild Traumatic Brain Injury and Sleep Deprivation Jun Maruta, PhD; Kristin J. Heaton, PhD; Alexis L. Maule, MPH; Jamshid Ghajar, MD, PhD

下面我就从自律神经和中枢神经的角度进行简要的说明:

1 自律神经负责切换开关

我们的脉搏、呼吸、消化等身体在无意识间进行的动作都是由自律神经掌控的。

自律神经包括白天活跃的交感神经和夜晚活跃的副交感神经。白天是促进活动的交感神经占主导地位，夜晚则是促进休息的副交感神经占主导地位。这个系统是每个人生来就具备的。

但压力过大等情况可能会使自律神经失去平衡，导致人体出现体温调节失衡、血压上升或呼吸紊乱等现象。

自律神经失调最初体现为"亚健康"状态，也会带来疲劳感，如果一直放任不管，这种情况会越来越严重，最后就有可能演变成疾病。

2　中枢神经负责统管身体活动

中枢神经是身体的"司令部"，负责给各个部位下达指令，如在需要活动四肢时下达动作指令。

当我们想活动手或脚时，骨骼和肌腱并不会自己动起来，而是需要通过大脑和脊髓中的中枢神经与手或脚中的末梢神经进行团队协作，我们才能实现想做的动作。

然而，正如我在后文会介绍的，体态变形会阻碍"中枢神经→末梢神经"的协作。在这种状态下，大脑发出的指令不能准确地传达到身体的各个部位，身体也就无法自如地活动。

于是，身体会将这种"沉""乏累"的感觉反馈给大脑。随后，大脑感知到身体的乏累，人就产生了疲劳的感觉。

别让"人体司令部"自动陷入疲乏

大多数感到疲劳的人处于自律神经和中枢神经失调的状态。神经的司令部是大脑,所以我说"疲劳的原因在于大脑"。

要防止出现这种大脑疲劳,我尤为注意的是体态的变形。

体态出现了扭曲和变形,中枢神经发出的指令就无法准确地传达到身体的各个部位。为了弥补体态变形带来的影响,我们还会去做一些别扭而费力的动作,导致原本很简单的活动也会给身体造成不必要的负担。一直坚持别扭而费力的动作,会使体态的变形越发严重,姿势越来越不正确,中枢神经发出的指令便更加难以传达到身体的各个部位了。

久而久之,这样的人就会陷入"坐着不动腰也会酸""只走几步路腿就抬不动了"等状态。强迫肌肉做出别扭而费力的动作,会给身体的各个部位造成额外的负担,进一步加重身体的损伤程度……这就相当于陷入了恶性循环。

因此,我得出了一个定义,即"容易疲劳的身体 = 体态变形的身体"。

如果你还认为"身体姿势不太正确,这没什么大不了的"，那就赶快改变这个想法吧。体态变形是一种很危险的状态，随时可能引发中枢神经紊乱。与体态扭曲变形密切相关的正是体内压力。

你说不定也正是因为体内压力的问题，导致体态变形，身体无法灵活自如地活动。这方面的内容我还会在第 1 章中详细介绍。

很可能你的每个动作都伴随着过度的负担，造成了本没必要的疲劳。

运动员要预防受伤，也必须从中枢神经入手，纠正每一个动作，使其做得更加流畅。

因此，运动防护师实施的大部分训练和治疗也都从"保养肌肉和关节"逐渐转变为"调节中枢神经机能，改善动作的流畅度"。

正是出于这个原因，我认为：为了远离导致发挥失常和受伤的"疲劳体质"，也必须先从调节中枢神经做起。

"大块头"的寓意

在斯坦福运动医学中心的墙上，挂着两幅画有身材魁梧的美式足球运动员的插画。其中一幅画上的球员穿着防具，另一幅画也是球员，不过还画出了头盔下的大脑。

"不仅要锻炼肌肉，还要锻炼大脑。"

这两幅画想表达的意思是，即使在美式足球这种需要强健体魄的体育竞技中，头脑也拥有至关重要的地位。同时，这也象征着当今运动医学的情况。

运动医学非常重视"预防并最大限度地减少疲劳""确保运动员在赛场上发挥出最佳状态"以及"赛后最大限度地恢复损伤"。

在运动医学中心，我们会通过下面这三个过程来实现这些目标：

1. 调节中枢神经，避免给身体造成额外负担，预防疲劳。

2. 锻炼肌肉，提高实力发挥水平。

3. 采用恢复法高效恢复体能，消除身体和大脑的疲劳。

那么，是不是平时坚持健身就不会疲劳了呢？当然不是。健身影响的只是第二个过程，即提高实力发挥水平的部分。

即使是早已练就一身肌肉的运动员，也不可能保证100%不疲劳。

也就是说，"肌肉多"并不意味着"抗疲劳"。

正因如此，合理预防和消除疲劳才是实现最强大的抗疲劳体质的关键。

疲劳导致发挥失常的可怕现实

太努力反而落败的篮球队

或许会有人对疲劳产生的负面影响不以为然，他们认为，"轻度的疲劳完全可以靠意志力挺过去的""累一点没什么大不了的"。

然而，疲劳确实会显著地影响到运动员应有实力的发挥。

在指导斯坦福大学的运动团队期间，我曾不止一次目睹过这种情况。

在我指导篮球队的 2015 年，耐克公司曾与斯坦福大学开展合作，把运动员在训练及比赛中承受的所有负荷数据都记录下来。

从 11 月到次年 3 月的整个赛季期间，篮球队的全体成员都穿着由耐克公司研发的特制内衣。

这种内衣带有一个微型口袋，里面装着特别定制的 GPS 芯片，可以把每名运动员的身体所承受的负荷全部转化成数值。

例如它能感知到运动员的所有动作，如运动员在训练中奔跑时如何加速、如何减速、跳跃了多少次等，并将他们身体承受的负荷转换成数值。

并不只有跑、跳等动作会造成负荷，由于人类无法摆脱物理定律的作用，在运动中突然停下或者突然改变方向等动作也需要耗费巨大的能量，运动员承受的负荷也会随之增加。

在测量训练及比赛中的负荷的过程中，我们获得了很多新的发现。

"看！在和南方卫理公会大学比赛前的训练中，所有运动员的负荷数值都很高。"

那段时间为了准备比赛，确实是整个团队都加大了训练量。数据显示，运动员们的负荷从比赛前几天开始逐渐上升，在比赛之前达到了峰值。然而，如此刻苦的训练并没有换来期盼的结果：斯坦福大学队在比赛中以将近 20 分之差惨败，而且在后面的很长一段时间里，都没能恢复到正常状态（尽管在之前与该校进行的比赛中，斯坦福大学一直占有绝对优势）。

这个赛季，球员们加大了训练量，表现却大不如上一年，整体状态一直都不好。通过这份负荷数据，我们逐渐了解到了一个事实，即"过度训练反而会导致成绩下滑"。

斯坦福大学篮球队的负荷数据（部分）

2015—2016　男子篮球：球员＆球队负荷

有无比赛（OFF 为休息日）							比赛1							
日期	11/10	11/11	11/12	11/14	11/17	11/18	11/19	11/20	11/21	11/30	12/1	12/2	12/4	12/5
球员A	757.0	546.0	496.0	252.0	590.0	576.0	n/a	558.0	527.0	454.0	617.0	550.0	719.0	723.0
球员B	603.0	728.0	431.0	384.0	475.0	472.0		DNP	576.0	715.0	735.0	1004.0	967.0	850.0
球员C	696.0	474.0	438.0	241.0	601.0	492.0	n/a	258.0	427.0	565.0	642.0	766.0	763.0	822.0
球员D	610.0	430.0	430.0	255.0	605.0	493.0	n/a	479.0	450.0	545.0	616.0	762.0	815.0	809.0
球员E	745.0	587.0	548.0	327.0	652.0	596.0	n/a	283.0	522.0	591.0	844.0	862.0	832.0	887.0
球员F	757.0	543.0	543.0	333.0	672.0	580.0	n/a	506.0	527.0	559.0	676.0	663.0	698.0	805.0
球员G	530.0	387.0	415.0	265.0	488.0	432.0	n/a	387.0	378.0	424.0	499.0	564.0	649.0	623.0
球员H	587.0	413.0	381.0	241.0	572.0	397.0	n/a	403.0	365.0	468.0	616.0	604.0	663.0	734.0
球员I	703.0	515.0	535.0	273.0	674.0	575.0	n/a	249.0	514.0	543.0	635.0	764.0	851.0	834.0
球员J	387.0	131.0	368.0	302.0	355.0	421.0	n/a	278.0	431.0	477.0	461.0	684.0	781.0	728.0
球员K	53.0	105.0	267.0	266.0	473.0	465.0	n/a	432.0	396.0	419.0	584.0	628.0	669.0	607.0
球员的平均负荷	584.4	441.7	441.1	285.4	559.7	499.9	236.4	383.3	464.8	523.6	629.5	713.7	764.3	765.6
球队每分钟平均负荷	5.5	5.2	4.7	3.4	4.8	4.2	3.4	3.9	3.9	5.0	5.1	5.4	5.2	4.0
训练时长	1:34:52	1:26:15	1:35:52	1:26:19	1:55:04	1:58:37	1:10:34	1:38:27	2:00:42	1:45:28	2:03:02	2:12:53	2:28:20	3:12:20

比赛有无（OFF 为休息日）	比赛7					比赛8	OFF	比赛9		比赛10				比赛11
日期	1/1/16	1/2/16	1/3/16	1/4/16	1/5/16	1/6/16	1/7/16	1/8/16	1/9/16	1/10/16	1/11/16	1/12/16	1/13/16	1/14/16
球员A	685.0	355.0	678.0	170.0	449.0	878.0		779.0	411.0	627.0	64.0	663.0	378.0	330.0
球员B	1441.0	488.0	1392.0	214.0	597.0	1971.0		952.0	541.0	1382.0	5.0	810.0	574.0	1305.0
球员C	987.0	322.0	736.0	144.0	386.0	1537.0		640.0	341.0	1220.0	OFF	597.0	384.0	1112.0
球员D	961.0	360.0	624.0	137.0	328.0	1220.0		581.0	340.0	1257.0	32.0	494.0	354.0	908.0
球员E	1476.0	450.0	1177.0	121.0	485.0	1633.0		858.0	n/a	1046.0	OFF	728.0	502.0	n/a
球员F	1050.0	401.0	845.0	171.0	438.0	1469.0		652.0	453.0	1026.0	OFF	610.0	461.0	n/a
球员G	602.0	318.0	469.0	142.0	334.0	859.0		519.0	338.0	482.0	OFF	473.0	328.0	270.0
球员H	590.0	306.0	805.0	118.0	358.0	834.0		607.0	361.0	770.0	6.0	459.0	355.0	n/a
球员I														
球员J	656.0	248.0	603.0	124.0	293.0	1032.0		542.0	292.0	708.0	OFF	443.0	278.0	345.0
球员K	458.0	336.0	506.0	151.0	382.0	807.0		536.0	359.0	488.0	OFF	396.0	396.0	n/a
球员的平均负荷	890.6	358.4	783.5	149.2	405.0	1224.0		676.0	381.8	900.6	26.8	583.7	401.0	711.7
球队每分钟平均负荷	4.1	3.3	5.0	2.1	4.2	4.8		4.5	4.0	4.6	0.5	4.6	4.3	3.8
训练时长	4:03:43	1:48:28	3:08:19	1:09:00	1:35:50	4:15:14		2:29:45	1:39:51	4:10:15	1:23:10	2:08:08	1:32:40	3:37:11

比赛有无（OFF 为休息日）	OFF					比赛16	OFF				比赛17		比赛18	OFF
日期	2/1/16	2/2/16	2/3/16	2/4/16	2/5/16	2/6/16	2/7/16	2/8/16	2/9/16	2/10/16	2/11/16	2/12/16	2/13/16	2/14/16
球员A		525.0	687.0	693.0	523.0	571.0		707.0	789.0	552.0	322.0	166??		
球员B		737.0	788.0	930.0	829.0	1327.0		931.0	888.0	753.0	1397.0	397.0	991.0	
球员C		445.0	731.0	737.0	526.0	977.0		735.0	606.0	476.0	821.0	277.0	894.0	
球员D		OUT	243.0	535.0	467.0	378.0		509.0	485.0	511.0	453.0	345.0	887.0	
球员E		583.0	814.0	831.0	579.0	403.0		786.0	760.0	567.0	801.0	376.0	908.0	
球员F		431.0	744.0	664.0	592.0	910.0		OFF	OFF	582.0	524.0	349.0	876.0	
球员G		427.0	522.0	479.0	391.0	341.0		559.0	541.0	403.0	234.0	242.0	370.0	
球员H		312.0	562.0	538.0	435.0	687.0		602.0	566.0	438.0	562.0	276.0	425.0	
球员I														
球员J		434.0	620.0	513.0	400.0	612.0		618.0	539.0	379.0	477.0	241.0	812.0	
球员K		369.0	583.0	579.0	444.0	430.0		530.0	479.0	388.0	539.0	238.0	244.0	
球员的平均负荷		473.7	629.4	649.9	535.6	663.6		664.1	628.1	504.9	614.0	306.3	711.9	
球队每分钟平均负荷		5.8	5.7	5.3	4.4	4.8		5.3	5.1	4.5	4.1	3.5	6.5	
训练时长		1:21:27	1:49:41	2:03:51	1:43:51	2:02:12		1:59:22	1:48:35	1:45:12	2:34:32	1:32:41	2:06:12	

这项调查综合每名球员的负荷数值（下表）、疲劳的体感值（主观数值）、比赛中的个人成绩、球队的比赛结果等数据，分析了疲劳与球员场上发挥的关系。

				比赛 2			比赛 3				比赛 4		比赛 5		比赛 6		
12/8	12/9	12/10	12/11	12/12	12/13	12/14	12/15	12/16	12/17	12/18	12/19	12/20	12/21	12/26	12/27	12/29	12/30
815.0	763.0	676.0	569.0	438.0	424.0	488.0	541.0	419.0	653.0	473.0	790.0	645.0	536.0	713.0	657.0	657.0	649.0
1038.0	1068.0	529.0	823.0	1587.0	339.0	701.0	1499.0	402.0	813.0	600.0	1670.0	767.0	1395.0	975.0	862.0	862.0	838.0
856.0	764.0	691.0	610.0	1101.0	392.0	442.0	1266.0	283.0	605.0	428.0	1420.0	537.0	1065.0	725.0	568.0	568.0	593.0
780.0	721.0	696.0	639.0	916.0	498.0	538.0	999.0	410.0	593.0	505.0	781.0	552.0	856.0	748.8	678.0	678.0	567.0
909.0	898.0	917.0	674.0	972.0	566.0	641.0	749.0	488.0	659.0	459.0	1074.0	671.0	1347.0	857.0	774.0	774.0	721.0
797.0	703.0	670.0	566.0	1044.0	525.0	593.0	1080.0	468.0	648.0	472.0	648.0	628.0	1043.0	812.0	686.0	686.0	640.0
635.0	619.0	566.0	536.0	395.0	405.0	431.0	532.0	345.0	453.0	403.0	710.0	469.0	454.0	612.0	514.0	514.0	481.0
616.0	702.0	668.0	490.0	558.0	380.0	474.0	540.0	379.0	463.0	354.0	666.0	560.0	436.0	601.0	594.0	597.0	533.0
851.0	807.0	695.0	634.0	*354	489.0	554.0	*332	350.0			高负荷引发身体不适，长期治疗中						
766.0	732.0	246.0	599.0	645.0	182.0	458.0	660.0	362.0	497.0	382.0	696.0	503.0	593.0	722.0	338.0	338.0	389.0
599.0	677.0	589.0	536.0	639.0	409.0	489.0	560.0	364.0	551.0	403.0	315.0	547.0	501.0	617.0	568.0	568.0	563.0
787.5	768.5	631.2	606.9	829.5	419.0	528.1	842.6	388.2	593.5	447.9	877.0	587.9	822.6	778.3	623.9	624.2	597.4
5.2	4.9	4.4	4.7	4.5	3.9	4.4	4.3	3.6	4.3	4.0	4.6	2.3	4.4	5.4	5.0	4.8	4.8
2:30:41	2:36:20	2:27:50	2:09:58	2:45:51	1:47:39	1:59:15	3:24:16	1:47:48	2:16:40	1:54:12	3:34:21*	1:13:22	3:31:00	2:16:10	3:15:52	2:09:54	2:03:25

OFF	OFF					比赛 12		比赛 13	OFF			比赛 14			比赛 15	
1/15/16	1/16/16	1/17/16	1/18/16	1/19/16	1/20/16	1/21/16	1/22/16	1/23/16	1/24/16	1/25/16	1/26/16	1/27/16	1/28/16	1/29/16	1/30/16	人均值
		654.0	654.0	585.0	454.0	369.0	363.0	269.0		654.0	483.0	916.0	378.0	486.0	463.0	500.4
		773.0	808.0	738.0	581.0	1137.0	458.0	1256.0		823.0	599.0	1721.0	489.0	667.0	1001.0	851.3
		629.0	580.0	522.0	349.0	889.0	67.0	n/a		497.0	356.0	329.0	307.0	400.0	1000.0	580.4
		599.0	520.0	436.0	358.0	618.0	306.0	861.0		546.0	382.0	1147.0	309.0	397.0	736.0	554.0
		762.0	747.0	673.0	511.0	1036.0	424.0	932.0		697.0	518.0	1489.0	426.0	589.0	1018.0	742.9
		677.0	670.0	616.0	469.0	508.0	350.0	862.0		634.0	483.0	1067.0	387.0	506.0	1018.0	642.3
		520.0	489.0	412.0	311.0	289.0	283.0	266.0		432.0	337.0	784.0	275.0	359.0	330.0	400.8
		480.0	522.0	453.0	349.0	691.0	281.0	378.0		524.0	342.0	990.0	256.0	395.0	509.0	464.5
		499.0	466.0	389.0	308.0	581.0	288.0	655.0		465.0	327.0	1004.0	305.0	338.0	476.0	458.7
		577.0	547.0	482.0	371.0	390.0	306.0	283.0		584.0	378.0	1015.0	334.0	448.0	354.0	464.5
		617.0	600.3	530.6	406.1	650.8	312.6	640.2		585.6	420.5	1046.2	346.6	459.1	642.6	
		5.1	4.9	4.8	4.5	4.4	3.9	5.5		4.4	4.2	4.3	3.9	4.1		
		2:00:51	2:03:31	1:51:35	1:29:38	3:38:00	1:20:17	3:04:00		2:13:01	1:40:14	4:03:04	1:29:54	1:53:06	2:02:44	

			比赛 19		比赛 20	OFF				比赛 21		比赛 22	OFF		
2/15/16	2/16/16	2/17/16	2/18/16	2/19/16	2/20/16	2/21/16	2/22/16	2/23/16	2/24/16	2/25/16	2/26/16	2/27/16	2/28/16	2/29/16	人均值
745.0	678.0	447.0	644.0	354.0	662.0		629.0	654.0	499.0	612.0	363.0	525.0		696.0	574.3
927.0	802.0	725.0	1551.0	390.0	1026.0		729.0	844.0	608.0	1113.0	533.0	919.0		824.0	873.3
691.0	633.0	504.0	988.0	264.0	1236.0		500.0	601.0	391.0	693.0	299.0	933.0		544.0	645.9
717.0	625.0	621.0	1357.0	330.0	957.0		552.0	680.0	539.0	873.0	357.0	834.0		592.0	600.1
696.0	659.0	552.0	974.0	43.0	1154.0		584.0	682.0	476.0	944.0	355.0	894.0		n/a	670.5
782.0	662.0	536.0	916.0	400.0	1100.0		592.0	602.0	459.0	804.0	349.0	576.0		578.0	637.6
562.0	537.0	484.0	522.0	171.0	620.0		466.0	475.0	383.0	436.0	450.0	417.0		450.0	436.8
OFF	OFF	159.0	402.0	311.0	291.0		5.0	343.0	231.0	191.0					385.1
498.0	478.0	461.0	819.0	351.0	725.0		442.0	531.0	418.0	600.0	290.0	587.0		458.0	512.6
538.0	498.0	478.0			619.0		649.0	280.0	290.0	380.0	538.0	271.3		241.0	450.9
641.0	619.1	496.7	899.2	310.5	842.0		530.4	536.4	451.8	689.3	351.6	640.1		547.9	
5.5	5.2	4.1	6.8	2.4	6.4		4.5	5.4	4.3	5.7	3.8	6.4		3.8	
1:55:04	1:43:41	1:55:41	2:24:55	2:05:20	2:46:20		1:38:40	1:44:58	1:39:31	1:49:00	1:24:24	1:50:31		2:06:41	

❗ 本赛季加大了训练量，胜率却从前一年的 64.8% 降至 50.0%。

疲劳绝不只是"感觉"

上述负荷测量的结果属于客观数据。

在此基础上，我们又收集了每名运动员的"疲劳感"的程度，即主观数据。我们将疲劳感分为"训练强度非常大，感到很疲劳，甚至呼吸困难""很疲劳，但不影响运动""训练强度很小，未感到疲劳"等 10 个等级，请每一名运动员在训练前和训练后分别做出自我测评。

我们把这份主观数据与负荷值的客观数据进行对照，进行了综合评价。

综合评价的结果显示，客观负荷数值越高，运动员的主观疲劳感数值也越高，而且他们从训练开始之前就已经处于疲劳状态。不仅如此，越是持续感到疲劳的运动员，在比赛中的发挥也越不理想。

这份调查让我们意识到，疲劳确实会对运动员的场上发挥带来负面影响；"疲劳感"绝不是错觉，而是身体发出的实实在在的求救信号。

疲劳很难转化成数值，磁共振等检查也无法捕捉到疲劳的影子；但它确实是一个"无形的敌人"，会一步一步地侵害人们的大脑、身体。

在某一天的训练中，一名疲劳数值最高的主力球员的负荷值是"931"，他自己也感觉非常疲惫，在训练后马上进行的比赛中也完全没发挥出平时的实力。

持续处于疲劳状态，会使人发挥失常。这个结论在经过客观数据和主观感知的对照之后，又以落败的形式得到了印证。

"脉搏降不下来"的困惑

不只有篮球运动员会因为处于疲劳状态而导致发挥失常。

在我目前专门负责的游泳队里，有一名大二的女生曾经来找我咨询，说她"训练结束后脉搏也还是很快，一直降不下来"。

游泳的运动强度很大，尤其是她专攻自由泳，几乎每天都要游将近 8 000 到 12 000 米，训练时心率会明显加快。

不过运动员们年轻，体能好，再加上经年累月的锻炼，正常情况下，从泳池上来一段时间之后，脉搏就能恢复正常。

但是，这名运动员却说"训练结束后，我即使静卧休息，脉搏也还是降不下来"。我为她做了护理，发现她的肌肉确实绷得很紧，体态姿势也不正确，而且还能明显看出她的呼吸很浅，几乎只从脖子到肩膀部分，另外她在训练时的成绩也不太理想。

后来她在交谈中说："我最近一直忙着准备复习考试，感觉特别累，睡得不太好。""这种情况以前也曾经有过一次。当时也是觉得特别累，训练结束后脉搏还是很快，一直降不下来。而且第二天胳膊就会变得很沉，划水也划不好。"

"再加一把劲"却变成坏事的瞬间

为了判断运动员是否处于疲劳状态，我会测量他们在正常状态下的脉搏和血压，以此作为基准线。与基准线相比，脉搏过高，或者血压出现波动，就可以视为疲劳的信号。

不过，疲劳是一种非常主观的感受，光靠这些还无法精确测量出来。这名女运动员也坦言，"其实我也不知道自己是不是积累了太多疲劳"。

但是，如果真的是一直处于疲劳状态，却还继续坚持训练，运动员就会陷入"感到疲劳→发挥不佳→愈发疲劳……"的恶性循环，越陷越深。

于是，我建议她把"脉搏降不下来"和"胳膊沉"的症状视为疲劳的信号，去运动医学中心接受护理。

　　这名游泳运动员的疲劳表现为"脉搏降不下来"，其实每个人的疲劳的信号都各不相同：有的人会气喘，有的人会头痛，有的人会身体僵硬，有的人会耳鸣，也有的人仅仅表现为"浑身乏力"。

　　疲劳没有明显的症状，因此也很容易被忽视。但就算我们忽视疲劳继续努力，也未必能有所收获。或者说，在多数情况下，这样做非但无法发挥出自己的最佳实力，反而会导致与努力不相配的后果。

　　后文还会介绍如何识别疲劳的信号，我们首先应该下定决心，绝不小看疲劳，这是养成抗疲劳体质的前提条件。

先发投手的苦恼

　　很多运动员都会受到各种不同形式的疲劳的困扰。

　　棒球队有一名被公认为将来有望进入美国职业棒球大联盟的左投先发投手。他曾经与我分享过有关疲劳的体会。

　　在美国棒球界，考虑到运动员的身体负担，一般不太会出现先发投手独自投完 9 局的情况。所以先发投手通常会为自己设定"优质先发"的目标，即"投满 6 局大约 100 个球，责任失分不超过 3 分"。

这名运动员告诉我,"在疲劳状态下,髋关节的灵活度会最先下降,导致无法顺畅地转换身体的重心。这种情况再加上上半身旋转不到位,我就会感到无法自如地挥臂,比赛开始后没多久就投不出有力的球了。然后在 3 局过后,球速就会明显慢下来了"。

相反,在不疲劳时,"挥臂时也能保持重心很稳,投 100个球完全没问题"。

这位优秀的运动员有望进入美国职业棒球大联盟,经验十分丰富,有能力控制好赛场上的节奏,清楚自己该如何保留体力,连续投出好球。

然而,疲劳却会彻底打乱他的节奏,可见疲劳确实是一个顽敌,会严重影响运动员的场上发挥。

如何诊断疲劳状态

客观体现"累"的四个指标

主观上的"疲劳感"固然重要，不过我建议大家再掌握一些具体的标准，以便准确判断自己是否处于客观上的疲劳状态，这也有助于我们抓住预防和消除疲劳的最佳时机。

接下来，就让我们来检查一下自己是否符合下面四种情况吧。只要有一项符合，就可以断定身体处于疲劳状态。

1 脉搏出现异常

除了游泳队，斯坦福大学的所有学生运动员都要定期测量静卧时、训练前和训练后的脉搏，与基准线做比较。

例如，游泳运动员的脉搏一般会比较慢，静卧时的标准脉搏是每分钟 50~60 次。不从事职业体育运动的普通人，脉搏通常每分钟 70~80 次。

测量脉搏的方法很简单，如果你真的希望养成抗疲劳体质，一定要先测一测自己静卧时的脉搏数，并把它作为基准线。

首先，可以在未感到疲劳时测量自己的脉搏。用一只手的食指和中指压在另一只手的手腕内侧，寻找脉搏跳动最明显的位置，用手机或计时器设定 15 秒钟，数一数这期间脉搏跳了多少次。用这个数字乘以 4 所得出的"每分钟脉搏数"就是你的"脉搏基准线"。

运动后脉搏会加快，这是正常的生理现象，不过如果停止运动一段时间之后，脉搏数还降不下来，或者静卧时脉搏也比基准线快很多或慢很多，这时就应该知道自己处于疲劳状态或属于易疲劳体质。

2 睡眠时间不规律

睡眠时间短、早上起床后无精打采……这些显然都是疲劳的信号。睡眠不足会引发与脑震荡相似的状态，因此应该马上知道这是大脑和身体在发出求救的信号。

此外，不论工作日还是休息日，睡觉或起床时间不规律，会导致副交感神经的功能减退。

副交感神经负责在睡眠时"修复大脑和身体的疲劳"，所以，充足的休息必不可少。所以如果你的睡眠不规律，很可能是因为疲劳没有得到有效的缓解，或持续处于疲劳的状态。

　　能在奥运会上大显身手的运动员一般都有一个共同的习惯：在休息日也会按照与训练日相同的时间睡觉，并在相同的时间起床。

　　他们平时都会严格地执行后文将会介绍的疲劳预防和恢复方法，同时也都切身体会过睡眠紊乱的可怕后果，深知它能让任何方法都前功尽弃。

　　总之，睡不好就是恢复得不够充分的状态，它会使你一直陷入疲劳，总也无法摆脱。

3　"腰"痛

　　不论是美国还是日本，现如今全世界都已经成了高压社会。

　　肌肉仿佛也受到了这股风潮的影响，时刻处于紧张的状态。全身处于僵硬和紧缩状态的人要远远多于我们的想象。

　　腰椎向前过分弯曲时，腰部肌肉一直处在收缩状态。有一些人是因为腹部向前凸出而导致腰椎前凸，不过也有不少人是肩膀前倾、后背弯曲（即驼背）造成的。

　　这是因为大脑时刻要维持身体的平衡，如果肩膀朝前，中枢神经就会下达指令，让腰椎过分前凸来弥补。然而，肩膀朝前和腰椎前凸只能在上半身互相弥补，整个身体却仍旧是失去平衡的。

长时间保持这个不良姿势，会使身体蒙受的损伤越积越多。所以腰椎前凸和驼背的人需要注意，你的身体可能已经处于疲劳状态。另外，穿高跟鞋也会诱发腰椎前凸，喜欢穿高跟鞋的人要小心。

腰部是人体的承上启下的重要部位，不只是肩部，任何其他部位的不良姿势都要靠腰部来弥补。如果你感到腰酸、腰痛，多数情况下，这并不是腰部的疲劳，而是身体的多个部位都处于不断损耗的状态。

应该很少有人不疲劳却会感到腰痛，因此我认为腰痛也可以视为疲劳的信号。

4 用"错误的位置"呼吸

习惯只在胸部很浅的位置呼吸的人，容易因为下面两种原因而感到疲劳。

一是缺氧导致疲劳。

胸式呼吸无法高效地摄入氧气，可能导致氧气没有充分到达大脑或身体各个部位的肌肉和细胞。这种状态会影响大脑和肌肉的正常工作，容易出现"大脑呆滞""肌肉酸痛无法恢复"

等现象。

二是<u>体态变形导致疲劳</u>。

如果总是只用胸部呼吸，就无法充分运用在躯干深处支撑身体的肌肉（躯干肌）。

要形成正确的体态，必须使身体的中轴（躯干和脊柱）保持稳定。只用胸部呼吸，腹部无法充分膨胀，躯干和脊柱得不到足够的支撑，就无法保持稳定。

只用胸部呼吸时，身体的中轴处于不稳定的状态，就好比顶梁柱摇摇晃晃的房子。不管房顶和墙壁多么牢固，这样的房子也迟早都会倒塌。

人体也一样，如果"顶梁柱"不够稳固，再锻炼四肢、腰部和颈部，也做不出正确的动作。身体的中轴失衡，身体就会像多米诺骨牌一样全都失去平衡，中枢神经的指令无法传达到位，人就会做出别扭而费力的姿势，导致疲劳和受伤。

久而久之，身体受到的损伤越积越多……<u>正是这种恶性循环造成了易疲劳体质并让它成为日常</u>。

反过来说，<u>养成抗疲劳体质的关键就在于呼吸</u>。

既然胸式呼吸有这样的缺点，那么怎样才是最佳的呼吸方法？答案便是本书将要介绍的"IAP呼吸法"，这是培养抗疲劳体质的基础。

采用这种呼吸法，能增加体内的压力，在体内压力的支撑下，身体的中轴（躯干和脊柱）便能稳定下来。这样一来，中枢神经的传导会更加通畅，减少了不必要的动作和肌肉的负担，人也就不容易感到疲劳了。

第1章将会详细介绍"IAP呼吸法"的相关内容，在此之前，我们先来检测一下自己是不是在胸部较浅位置呼吸的。

只凭感觉的话，其实不太容易知道自己在用什么方法呼吸。我们可以先找到位于胸部中心的胸骨最下方的位置，将这个点与右侧肋骨的线条连接起来，然后在左侧也同样连接成一条线。

如果这两条线形成的角度大于90度，那么这个人可能就是比较习惯胸式呼吸，并且形成了容易疲劳的基础。本书介绍的方法可以帮助这样的人改变成抗疲劳体质（这两条线形成的角度也可以通过练习IAP呼吸法，完美地缩小到90度以下）。

呼吸位置正确的人和错误的人

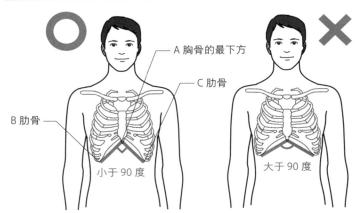

线段 AB 和线段 AC 的角度大于 90 度的人可能比较习惯胸式呼吸。

用"零疲劳"计划改变自己

她击败了奥运冠军

我在运动员的护理中引入"IAP 呼吸法"之后,许多运动员反馈说"不像以前那么容易疲劳了""不再一直感到疲劳了";还有的运动员说"身体的反应能力更好了,成绩也提高了"。

斯坦福大学女子游泳队的艾拉·伊斯汀也通过 IAP 呼吸法成功实现了抗疲劳和高水平发挥。

在 2018 年全美大学生游泳锦标赛上,她在 400 米个人混合泳项目中击败奥运冠军莱德基,加上其他 4 个参赛项目,她共赢得了 5 枚金牌(其中两项刷新了美国纪录),被评为年度最佳运动员,成为女子泳坛的新星。

在预防疲劳和伤痛方面,她所花费的时间和努力也是所有运动员中最多的。

她这样评价 IAP 呼吸法的疲劳预防效果:

"采用 IAP 呼吸法后,我感觉身体的中轴很稳定,身体能够与水面保持平行。这样就不会出现游泳运动员经常遇到的腰椎前凸的情况,在整个赛季,我的腰部的状态都很好。我觉得正是这一点帮助我取得了现在的成绩。"

用预防医学的思路应对疲劳

我认为是积极的 "疲劳预防法" 帮她发挥出优异的能力，战胜了世界泳坛女王。

伊斯汀的策略就是 "培养不易积累疲劳的体质，从根源上预防疲劳"。

与其得了感冒后吃药，不如勤漱口，让自己不得感冒。

与其生了蛀牙后去补牙，不如勤刷牙，让牙齿不被龋坏。

与其患了病后去做手术，不如改善饮食习惯，让自己远离疾病。

面对疲劳，我们也可以采取与预防疾病和蛀牙相同的策略。很多人都随时处于疲劳状态的今天，不也正是最需要预防疲劳的时代吗？

那么，我们具体应该如何预防疲劳，培养抗疲劳体质呢？这个问题的答案全都在斯坦福运动员们每天实行的、全世界最前沿的预防疲劳和伤痛的 "IAP 理论" 之中。

其中的核心要素是 "横膈膜" 和 "体内压力"。

　　我将"IAP 理论"纳入恢复方案后，一直困扰运动员的伤病情况得到了明显改善，特别是游泳队出现腰痛的队员在 1 年之内就从 7 例降至 1 例，效果非常显著。

　　IAP 究竟是什么？如何在日常生活中用这种方法培养抗疲劳体质？下面就让我们去具体了解 IAP 理论及其实践方法。

第 **1** 章

全球最前沿的
IAP 呼吸法

——增加体内压力，彻底消除损伤

斯坦福运动医学中心的疲劳对策

在斯坦福大学的训练室里，除了健身车、杠铃等健身器材，还配有宇航员训练用的重力控制装置、美国国家航空航天局（NASA）研制的能一边给肌肉降温一边进行训练的特殊器械等各种设备。此外，这里供运动员拉伸和放松的空间也很宽敞，设施十分完备，让人不敢相信这只是大学的体育训练室。

在训练室的最里面，是运动防护师的护理室。这是专门用来恢复的空间，有 23 名工作人员会在这里随时待命，有 24 张床位供运动员进行治疗和康复，此外还配有用于修复身体的冷水浴缸和温水浴缸。

在这里进行的护理分为很多种。

对腰部感觉有点僵硬的运动员和比赛时严重摔伤的运动员，必须采用不同的护理方法。有的时候运动员也会提出一些需求，例如"肩膀感觉有点异样，想在赛前检查确认一下"等。

另外，游泳运动员和美式足球运动员用到的肌肉和疲劳的形式各不相同，男女运动员之间也会有一些差异。

因此，我们还会针对具体情况，尝试按摩、拉伸、针灸、电热疗法等各种方法，其中有一种方法是对所有运动员都普遍适用的，那就是本书要介绍的"IAP 呼吸法"。

无论是略感疲惫的运动员、受伤后正进行康复的运动员，还是受慢性疼痛困扰的运动员，我都一定会要求他们在接受护理的同时坚持采用 IAP 呼吸法。

IAP 呼吸法并不是能够治疗所有损伤的万能方法。

不过在舒缓肌肉酸痛时，或者逐渐拉伸受伤后萎缩的肌肉时，在护理的同时采用 IAP 呼吸法可以获得更好的效果。

呼气时腹部不收缩

"IAP"是"Intra Abdominal Pressure"的缩写，意思是"腹腔内压力（腹压）"。

人的肚子里有一个空间，容纳着胃和肝等内脏，这里就是腹腔。"IAP"就是腹腔内的压力，"IAP 高（升高）"指大量空气进入肺部，腹腔上方的横膈膜向下移动，使腹腔受到挤压，内部的压力升高，从而向外施加力量的状态。

IAP 呼吸法在吸气和呼气时都会增加腹腔内的压力，使腹部周围保持稳定，其特点是呼气时腹部附近也会处于比较硬的状态。

我给它取了一个浅显易懂的名字，叫作"腹压呼吸"。

"鼓起腹部"更不容易疲劳

我介绍"腹压呼吸"时，经常会被人误解为"腹式呼吸"。

虽然只是一字之差，但这两种呼吸法截然不同，它们最大的区别在于呼气时是"收腹"还是"不收腹"。

腹式呼吸要求"在呼气的同时收缩腹部（降低腹压）"，而腹压呼吸则恰恰相反，呼气时也要有意识地向腹部外侧施压（即保持较高腹压），使腹部周围处于稳定的状态。

腹腔压力增高可以使人体的中轴，即躯干和脊柱形成的中轴得到支撑，处于稳定状态，从而保持正确的姿势。

身体的中轴一直处于这种正确的状态，中枢神经的指令便能传达得更为顺畅，身体各部位与大脑神经之间的协作更为协调，身体承受的额外负荷也会随之减少。

在 20 世纪 90 年代，曾经有一些防护师会鼓励运动员进行收腹的腹式呼吸，不过我在 20 年从业经历中从来没有用过这

腹部鼓起，能在体内形成压力

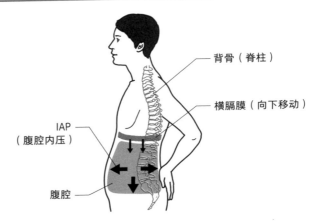

背骨（脊柱）

横膈膜（向下移动）

IAP
（腹腔内压）

腹腔

❗ IAP 升高，有利于躯干（除头部和四肢以外的躯体）和脊柱组成的"身体的中轴"在压力的支撑下保持稳定。

种方法，在斯坦福大学任职的 16 年里，我所在的团队也没有推行过腹式呼吸。

要预防受伤、培养抗疲劳体质，"呼气时也要鼓起腹部"的 IAP 呼吸法才是最有效的方法。

本书的目的是推广经过运动医学中心证实有效的方法，因此只介绍 IAP 呼吸法。

高腹压可以减少额外的能量消耗

采用 IAP 呼吸法，可以获得以下效果：

- 腹压增高，使身体的中轴（躯干和脊柱）保持稳定；
- 躯干和脊柱处于稳定状态，有利于保持正确姿势；
- 正确的姿势能确保中枢神经与身体的协作更为顺畅；
- 只有中枢神经与身体顺畅协作，身体才能形成良好的体态（身体的各个部位都处于原本应该所处的位置）；
- 形成了良好的体态，身体便无须再做别扭而费力的动作；
- 消除了别扭而费力的动作，身体的状态就能得到提高，防止疲劳和受伤。

我们采用 IAP 呼吸法的同时，也是形成上述良性循环的过程。

反复练习后文介绍的 IAP 呼吸法，能让大脑形成牢固的记忆，随时保持让身体中心处于稳定状态的正确姿势。

即使身体由于疲劳而未能保持良好的体态，运用 IAP 呼吸法也能让身体的中轴重新稳定下来，身体会更容易恢复到良好的体态。

总之，身体的平衡与疲劳密切相关。

如果长期维持变形的不良姿势，身体就会用腰部的肌肉弥补肩部的不正确姿势，导致即使只做很轻松的动作，也会带来额外的负荷。这种状态持续下去，就会形成易疲劳体质，把有限的能量浪费在多余的动作上。

活动肺部下方的肌肉

采用 IAP 呼吸法可纠正体态，让身体形成正确的姿势，不再感到疲劳。这个方法听上去好像非常简单，但实际做起来却很难。

顶级运动员或音乐家会自然而然地采用腹压呼吸的方式，但工作太忙或者压力过大的人往往已经养成了习惯，总是下意识地在胸腔进行较浅的呼吸。

也许你会想"那我就改用腹压呼吸好了"，不过让大家现在开始改为采用腹压式呼吸，恐怕绝大多数人也不可能一下子就改正过来。

养成腹压呼吸的习惯其实很难，最开始需要刻意去训练。

这种训练就是我所说的 IAP 呼吸法。

本书将"腹压"定义为"IAP"，将"增加腹压的呼吸"定义为"腹压呼吸"，将"掌握腹压呼吸的训练"定义为"IAP 呼吸法"。

体态非常重要，但大部分人都会由于肌肉使用不当、骨骼差异及生活习惯等原因导致体态扭曲或变形，甚至有人已经忘记了正确的体态是什么样的。

为了掌握腹压呼吸，我们需要先来练习 IAP 呼吸法。

自然而然地形成高腹压状态之后，体态便会逐渐得到改善。

"训练呼吸"的说法或许让人听起来有些摸不着头脑。正因为呼吸是无意识地进行的，一直以来的做法才会变成根深蒂固的习惯。

除非我们刻意去改变，否则永远改不了胸式呼吸的习惯。继续采用胸式呼吸，就无法改善扭曲变形的体态，身体也总是处于容易疲劳的状态。

为了学会 IAP 呼吸法，我们首先应关注横膈膜。

横膈膜是一块与呼吸有关的肌肉，如下页的插图所示，它是被肋骨包裹着的。

横膈膜是掌握"IAP 呼吸法"的重点，也是疲劳预防的关键。

增加腹压的关键部位——横膈膜

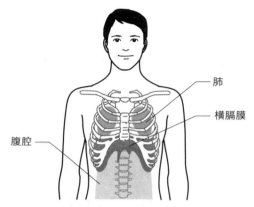

肺

横膈膜

腹腔

❗ 横膈膜位于肋骨内侧，上方是肺，下方是腹腔（容纳胃、肝等内脏的空间）。

横膈膜至关重要

长期在胸腔进行很浅的呼吸的人，不太会用到位于肺部下方的横膈膜，横膈膜原本具有的上下移动的能力就会变差。

久而久之，腹腔越来越不容易受到压力，身体便会逐渐蜷曲，导致体态越来越不好，中枢神经的信号难以传达到身体的各个部位，我们就更接近容易疲劳的体质了。

相反，只要在吸气时充分下压横膈膜，腹腔就会受到来自上方的挤压，形成朝向外侧的压力。

下压横膈膜的同时深吸一口气，然后在腹部保持鼓起状态（保持腹腔压力不变）的同时呼气，这样便能自然形成"腹压呼吸"。

下压横膈膜，在腹腔内形成压力后，腹部会向外膨胀，带动躯干周围的肌肉全方位向外侧伸展，这样腹部就会鼓起，并保持比较硬的状态。

此外，腹部内侧形成的压力还会促使腹部外侧的肌肉形成反推回来的力量。在这两股力量的作用下，<u>身体的中轴（躯干和脊柱）便能处于稳定状态，维持正确的体态</u>。

这就是增加腹压带来的稳固身体的中轴和基础的效果。

可能你担心自己不知道怎样才能有意识地下压横膈膜或在腹部鼓起的状态下呼气，没关系，只要遵循以下步骤练习，就一定能找到腹压呼吸的感觉。

开始练习！用 IAP 呼吸法调节身体平衡

下面就让我们来练习 IAP 呼吸法，实际体验如何下压横膈膜，在腹部鼓起的状态呼气吧。

下压横膈膜，恢复横膈膜的移动状态

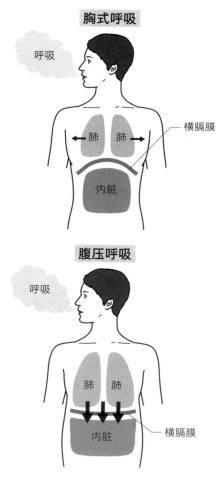

!呼气时保持横膈膜下压的窍门是让腹部保持鼓起的状态和不抬肩。

为了更好地找到在腹部鼓起的状态下呼气的感觉，可以坐在椅子上进行练习。

> **❗ 注意事项**
>
> ● 肌肉不要过度用力，尽量放松。
>
> ● 量力而行，如果中途出现身体不适等情况，要立即停止，待状态恢复之后再进行练习。
>
> ● 为了达到预防疲劳的效果，建议每天至少做 1 次。

整个练习过程只需要 1 分钟，再忙的人也能抽出时间，早晚各练习一次吧。

为了尽快找到"在腹压增加、腹部鼓起的状态下呼气"的感觉，刚开始练习时可以指尖顶住大腿根部。

习惯了以后，就可以不再靠双手辅助。等到站立时也能进行腹压呼吸以后，我们就可以在日常生活中也采用 IAP 呼吸法，逐渐养成尽量增加腹压的呼吸习惯了。

每天 3 万次，你选择疲劳还是不疲劳

IAP 呼吸法虽然简单，却是预防并消除疲劳最有效的方

开始练习！ IAP 呼吸法 —— 在腹部鼓起的状态下呼气

1

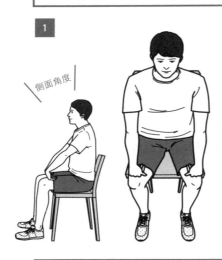

侧面角度

全身放松，坐在椅子上，让耳
朵和肩部位于一条直线上。
腹部与大腿呈 90 度。膝盖后侧
（大腿后侧与小腿）也呈 90 度。
将双手置于膝上，手心朝上，
（食指、中指和无名指的）指
尖朝向腹部。

2

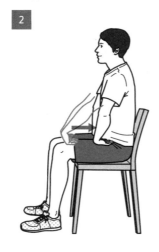

双手缓缓移动，使指尖轻轻顶
住大腿根部（鼠蹊部）。

3

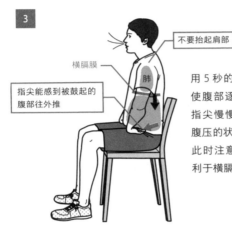

不要抬起肩部

横膈膜

肺

指尖能感到被鼓起的
腹部往外推

用 5 秒的时间，从鼻子深吸一口气，
使腹部逐渐鼓起，将顶住大腿根的
指尖慢慢向外推。这时我们处在高
腹压的状态。

此时注意不要抬起肩部，这样更有
利于横膈膜下降。

4

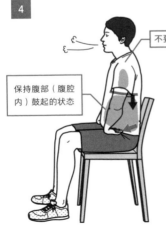

不要抬起肩部

保持腹部（腹腔
内）鼓起的状态

用 5~7 秒的时间，将之前用 5 秒钟
吸入的空气缓缓从口中呼出。

重点是呼气时不要降低腹压，尽量保
持用鼓起的腹部向外轻推指尖的感觉。
完成呼气后，放松腹部。重复第 3 步。

3 和 4 反复进行 5 次，就可以结束
练习了。

3 和 4 反复进行
5 次

法。因为在人体的所有功能当中，无论从"量"上看，还是从"质"上看，呼吸都占据着非常重要的地位。

人平均每分钟呼吸 12~20 次。

每分钟呼吸 12 次的人，每天要呼吸 17 280 次。
每分钟呼吸 20 次的人，每天要呼吸 28 800 次。

呼吸虽然是无意识的行为，次数却非常可观。

大家常说"人是铁，饭是钢"，饮食在培养抗疲劳体质的过程中也扮演着重要的角色，但哪怕几天不吃饭，人也可以坚持一段时间。

睡眠与清醒具有同样重要的意义，睡眠不足不仅会导致疲劳，还可能引发与脑震荡相似的状态，但人就算一宿不睡觉，通常也不至于丧命。

然而，我们如果停止呼吸，5 分钟之内就一定会死亡。

反过来也就是说，如果我们能有意识地采用 IAP 呼吸法，将维系生命所必需却又容易被忽视的呼吸方式调整为腹压呼吸，就可以创造出一个给身体带来巨大变化的机会。

要想掌握 IAP 呼吸法，也就是无论吸气时还是呼气时都保持腹部鼓起的状态，我建议大家要经常寻找机会，有意识地"鼓起腹部"。

改善身体调控，消除疲劳

IAP 可以更高效地运用身体

我们在运动医学中心推行 IAP 呼吸法，最初始于一次全新的思路转换。

疲劳原本应该在睡眠时消除。如果睡眠也无法消除疲劳，就需要接受运动防护师等专业人士的护理。我们过去一直是这样做的。

也就是说，在过去，疲劳是完全交给我们运动防护师来处理的。

可是，假如每名运动员都能自己控制和预防疲劳呢？假如我们不再消极地认为疲劳的积累是不可避免的，而是找到能在运动中消除疲劳的办法呢？

这样的话，运动防护师就可以从通过护理消除损伤这种只针对症状的治疗方法中省出更多的时间，去积极地研究如何调节状态，提升运动表现了。

此外，我们认为提前消除疲劳，也能预防运动员受伤，因为所有运动员都最希望避免受伤的情况。

同时，在 20 世纪 90 年代末，功能性训练开始在运动医学界得到普遍关注。功能性训练是指针对专项体育运动，采用适合自己身体的效率最高的训练。

我们觉得可以把功能性训练作为一个突破点。

为每名运动员量身定制，安排效率更高且省去了多余动作的功能性训练，应该能在一定程度上控制疲劳，或多或少地消除运动带来的损伤，最终实现防止疲劳在运动过程中越积越多的目的。

功能性训练必须根据运动员所从事的项目，来选择合适的训练。

那么，有没有哪一种方法适用于所有人，能够以最理想的方式更高效地运用身体呢？

就在思考这个问题时，我们接触到了 IAP。

游 12 000 米也不觉得累了

IAP 是捷克物理治疗师帕维尔·科拉尔博士在其倡导的 DNS（动态神经肌肉稳定）技术中最为重视的要素。DNS 是一种身体机能理论，与肌肉相比，这种理论更关注神经的作用。

20 世纪，一群神经学家和医师开始强调康复训练的重要性，他们在捷克创办了布拉格学院。这所历史悠久的运动医学专业机构影响了众多运动防护师、物理治疗师和神经学医师。

自创办以来，布拉格学院一直非常重视 IAP，因为<u>所有人在刚出生时都是在保持腹部压力不变的状态下呼吸的</u>。

人们在婴儿期通过腹压呼吸，使身体逐渐稳固下来，让脖子能够处于直立状态，然后又学会了在睡觉时翻身，最终才能站立起来。

这正是全人类共通的最理想、最高效的身体运用方法，即让身体的中轴处于稳定状态，确保中枢神经与身体各部位顺畅协作。帕维尔·科拉尔博士根据这个状态归纳出了 IAP 呼吸法。

我去捷克学习了科拉尔博士的一整套方法，然后马上把它应用到帮助斯坦福大学学生运动员预防伤病和疲劳的工作当中。现在有很多人关注这种方法，但在我之前的时代，几乎还没有人把 IAP 理论正式应用到运动员的防护过程中。

那之后不久，有一位每天都要游 8 000~12 000 米的长距离游泳运动员告诉我，"和以前相比，我到第二天还会感到疲劳的情况变少了""我觉得身体越来越稳定，挥动手臂也更灵活了"。

基于这些变化，我们决定在整个运动医学中心全面推行 IAP 呼吸法，不再局限于某一项体育运动。现在，它已经成了调节运动员状态和预防受伤及恢复损伤时必不可少的方法了。

大脑和身体的不一致会导致疲劳

在斯坦福运动医学中心采用 IAP 呼吸法之前，就有一些运动员是无意识地采用腹压呼吸的，而且在我的记忆中，这些运动员无一例外实力都很强。

顶级运动员能够通过大量的反复练习，在无意识中掌握自己从事的体育项目所对应的身体的正确用法。

棒球运动员的身体早已适应了投球时肩部和腰部的一连串流畅的动作。

游泳运动员在快速游泳时的挥臂动作和头部所处的位置也都是固定的，无论什么时候，他们总能保持不变的优美泳姿。

在这种状态下，大脑（中枢神经）发出的指令能经过脊髓，准确地传达到肌肉和关节，做出最合适的动作。而且大脑与肌肉、关节之间的合作还不止这些。

肌肉和关节中有一种<u>本体感受器</u>，它可以将关节和肌肉当前所处的位置和运动速度等信息反馈给大脑（中枢神经）。

例如身体的各个部位就好比"一线员工"，他们通过本体感受器的信息传递方式，将一线的情况汇报给"总经理"，也就是大脑（中枢神经）。

只有"总经理"的命令与"一线"的实际情况相符，才能获得好业绩，这一点想必所有上班族都深有体会。

反之，就算"总经理"下令"收肩"，如果"一线"的关节反馈是"对不起，当前情况不允许收肩"，那么动作就会变得很不协调。

一线的其他部位也会为了弥补这种状态，做出别扭而费力的动作，结果就会诱发疲劳和受伤，导致疲劳感加剧。

在体内形成抗疲劳循环

越是优秀的运动员，"总经理"的命令就越符合"一线"的情况。

他们通过腹压呼吸使躯干和脊柱得到压力的稳固支撑，手和脚等全身各部位都能处于最适合这种体育项目的姿势，即没有发生扭曲和变形的最佳体态。

　　只要通往身体"一线"的传达通路处于正常状态，"一线"就能准确接收到大脑（中枢神经）这个"总经理"发出的命令，迅速且准确地执行"收肩"的动作。

　　此外，有了顺畅的传达通路，本体感受器还能将信息反馈给"总经理"，比如告诉它"收肩时，从这个角度的这个位置可以打出好球"。接下来，"总经理"就可以把接收到的感觉信息储存起来，形成固定的模式。

　　像这样，如果能从肌肉到中枢神经形成顺畅反馈，运动员便能更加自如地运用身体，动作也会更加流畅。由此，他们的运动成绩越来越好，多余的动作也进一步减少，而且更不容易感到疲劳。

　　顶级运动员能够自然而然地形成上述循环。我们采用 IAP 呼吸法，有意识地增加腹压，提高身体的中轴的稳定性，使中枢神经的指令的传达通路保持顺畅，也可以达到同样的效果。

　　接下来，就让我们赶快用 IAP 呼吸法来增加腹压，稳定身体的中轴，调节体态吧。然后，我们就能拥有抗疲劳体质，确保肌肉和反馈机能的正常运转和动作流畅了。

伸展收缩肌，重获不疲劳体态

"让自己变得更高"

总的来说，只要能保持原本的正确姿势，就不容易疲劳。不过要随时关注看不见摸不着的腹压，在刚开始的阶段确实有些难度。

那么，保持符合人体结构的正确姿势大致需要哪些条件呢？

这方面的定义有很多种，如"让脊椎保持 S 形曲线"等，不过我经常会使用一种更易于理解的说法，那就是"让自己变得更高"。

这并不是说"身高 180 厘米的人就比 155 厘米的人姿势更好"，也不意味着"个子高的人天生更有利"。如果真是那样的话，就变成孩子会比大人更容易疲劳，女性比男性活得更累了。

我说的"高"，是指"看起来比实际身高更高一些"。"高"一般都具备以下特征，并能长期保持。

1. 不驼背
2. 没有腰椎前凸

3. 肌肉未处于收缩状态

要想找到最佳的体态，就留意让自己尽可能显得高一点。在此基础上采用 IAP 呼吸法，使身体的中轴处于稳定状态，帮助自己维持"高个子"，那就最好了。

身体会在不经意间缩水

每当我谈到要让身体的中轴——躯干和脊柱保持稳定时，总有人会问：

"那我是不是需要练肌肉？"

"躯干训练会不会比 IAP 呼吸法更有效？"

我先把结论告诉大家：光靠肌肉和躯体训练，无法达到稳固身体中轴、将身体各部位调节为最佳体态的目的。这是因为，躯干训练等很多肌肉训练都是让肌肉收缩的。

肌肉收缩以后，人就很难显得比实际更高了。这好比用同样多的大米捏的两个饭团，一个捏得十分紧实，一个捏得十分松软，那么肯定是紧实的饭团个头更小。人体也是同样的道理。

肌肉训练会让腹部肌肉收缩并变得更加硬实，在这个过程中，只有肌肉向内侧作用的力，所以腹部就会收缩。打个比方来说，进行肌肉训练后，人的腹部就相当于一个"裹着坚硬外壳的空心炸土豆饼"。

而采用 IAP 呼吸法时，如下图所示，朝向内侧的箭头和朝向外侧的箭头会同时产生作用。

腹压升高时的"腹部截面图"

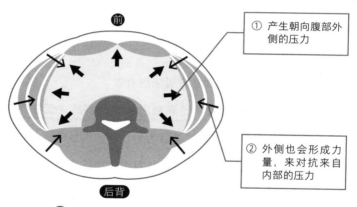

① 产生朝向腹部外侧的压力

② 外侧也会形成力量，来对抗来自内部的压力

❗ IAP 呼吸法可以从内外两侧同时锻炼腹部

让我们重新复习一下腹压呼吸的原理：下压横膈膜，（按照从上往下加压的方式）压缩腹部，形成腹腔内压，于是腹部就会膨胀起来（朝向外侧的箭头）。

在腹部因为压力而鼓起来的状态下，呼气时又会使腹部肌肉形成对抗，产生向内侧收缩的力（朝向内侧的箭头）。

　　在朝向内侧的箭头和朝向外侧的箭头的共同作用之下，<u>身体的中轴就能从两个方向牢牢地稳定下来</u>。腹压增高以后，人的腹部就像一个"外壳坚硬、馅料也塞得满满的炸土豆饼"。

　　空心的炸土豆饼和足料的炸土豆饼，哪个强度更高？这么一想，答案就不言自明了。

　　很多拥有超强实力的相扑运动员都向外挺着大大的肚子，我认为这也是他们在无意识中进行腹压呼吸，使腹部周围得到锻炼的结果。

因为收腹呼吸导致腰痛的大一新生们

　　2016 年之前，我还负责指导男子篮球队和棒球队。每一批大一新生运动员从高中毕业，刚进入斯坦福大学时，都会在体检表的问题栏里写上"腰痛"。可能是因为他们之前一直全身心投入到棒球训练中，几乎所有的新生都曾反复遇到过腰部损伤的问题。

　　我观察之后发现，腰痛的运动员采用的都是同一种呼吸方法。

　　<u>他们在训练时会采用"收腹呼吸"的方法，在拼命向内侧</u>

<u>收缩肌肉的同时进行深呼吸。</u>

这种收腹呼吸会起到与 IAP 呼吸法截然相反的作用。在吸气时收缩腹部来固定身体，就好像穿上一条束腰带一样。

在静止状态下，这样做或许没什么坏处，但如果在收腹状态下运动，腹压达不到足够的强度，运动时身体的中轴就无法保持稳定。

长期用这种方式进行训练，身体就会用腰部来维持整体的稳定，导致脊柱不够稳固，腰部承受了过多的负荷，引发慢性腰痛。

要是一辈子都不动就收腹！

从减少损伤的角度来看，我们需要在运动时也能保持身体<u>的动态稳定性</u>。

因此，我要求有腰痛问题的棒球队新成员在训练前先练习 IAP 呼吸法。

首先要有意识地呼吸，不再像过去那样下意识地收腹呼吸。改用 IAP 呼吸法增加腹压，可以使身体的中轴保持稳定，确保身体的"一线"能准确地接收到"总经理"中枢神经的命令，并做出反馈。

收腹 = 防御"冲击"

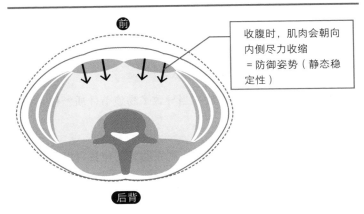

收腹时，肌肉会朝向内侧尽力收缩
= 防御姿势（静态稳定性）

❗ 收腹时，身体僵硬，缺乏运动时的灵活性。

　　在这个基础上，再配合训练和训练后的护理，最后所有运动员的表现都得到了改善，比赛对身体的负担也减轻了。就这样，棒球队就没有患有慢性腰痛的运动员了。

　　棒球队里有一名投手，他从高中时就有腰痛的毛病，后来查出是疲劳性骨折。我在他的康复训练中加入了 IAP 呼吸法，之后他的腰痛再也没有复发，可以以最好的状态去投球了。

　　如今他的成绩非常优异，每到他出场的日子，都会有职业大联盟的星探来观战。

从细胞层面打造抗疲劳体质

被运动医学视为问题的矛盾式呼吸

你是不是因为呼吸方法不当导致了易疲劳体质？快来检测一下吧。

正如我在第 0 章中所写的，观察肋骨的位置可以判断出一个人采用的是哪种呼吸方法。

● 胸骨最下方的位置与左右两侧肋骨最突出的地方相连，两条连线形成的角度大于 90 度；

● 肋骨下方向外突出。

这样的人可以说是一直在用胸式呼吸的。绝大多数处于疲惫状态或压力很大的人都会采用胸式呼吸。他们已经习惯了横膈膜下移不到位的浅呼吸。

我们运动防护师把胸式呼吸称为 "矛盾式呼吸"。因为这样呼吸时，人的胸部会产生起伏，而腹部是向回缩着的，从外部来看，这样呼吸的人的腹部是扁平的。

既然我们说它矛盾，自然说明这样其实不太好。"胸部起伏，腹部向回缩"的状态不符合人体的原理。实际上，<u>矛盾式呼吸很容易破坏正确的身体姿势，弊大于利</u>。

当运动员在比赛中注意力开始减弱时，不论是篮球运动员还是棒球运动员，往往会做出缩着脖子的前倾姿势，这说明他们已经在不知不觉地进行矛盾式呼吸了。

在这种状态下，身体便无法准确地接收中枢神经的指令，反馈也不再顺畅，运动员会接连做出别扭而又费力的动作，受伤的风险和疲劳程度也会随之加剧。

巧用 15 秒暂停时间

针对这种情况，我总是寻找机会建议他们：

"在比赛的暂停期间，可以试试在放松身体的同时，采用 IAP 呼吸法来增加腹压。有 15 秒的时间就足够做一组 IAP 呼吸了，这样既能帮助身体重新回到正常状态，还能预防疲劳，赛场上的发挥水平也不容易下降了。"

这种状态调节方法当然不是运动员的专属。奔忙不休的上班族在注意力开始减弱，或者因为意外或迟到等问题而感到焦虑不安、心跳开始加速时，也可以用这种方法来调节自己的状态。因为横膈膜与自律神经是密切相关的。

如果你由于疲劳或紧张而感到呼吸变浅了，请试着用 IAP 呼吸法增加腹压，身体一定会恢复到平静的状态。

为此，也希望大家每天都能留出一点时间，有意识地在呼吸时鼓起腹部。

体内压力高有助于睡眠恢复

运动员的伤病护理当然也是运动防护师的一项重要工作。对于一些由于受伤而不太适合剧烈运动的运动员，我总会在第一时间建议他们在力所能及的范围内，尽量活动身体。之所以推荐这样做，主要是出于两个原因。

第一是长时间不运动的话，身体的机能就会衰退。

第二是白天不做一定程度的运动，身体在夜晚就难以得到恢复。白天总是一动不动的话，会影响交感神经和副交感神经的正常交替，导致自律神经紊乱，晚上休息不好。而晚上没有深度睡眠，就会妨碍到身体的修复过程。

有人为了防止疲劳，就尽量不活动，但这样只会导致身体在夜间得不到恢复，反而更容易疲劳。

基于这个理论，我给那些为疲劳所困的人们的建议就是，白天要多运动，让交感神经处于主导地位。这样到了傍晚和夜间，副交感神经才会接过主导权，睡眠时消除疲劳的效果会更好。

虽然这个道理无懈可击，但估计有很多人都会感叹实在做不到吧。

这个办法就算再好，让上班族白天去运动也不太现实。而下班后直奔健身房进行剧烈运动，又会让身体在交感神经主导的亢奋状态下迎来夜晚，也容易睡不好。工作繁忙、压力比较大以及采用胸式呼吸的人，大多都是交感神经占据主导地位，所以这样做不仅消除不了疲劳，还有适得其反的风险。

因此，我建议这样的人在睡前花上 2 分钟的时间来练习 IAP 呼吸法，并逐渐养成习惯。

对于正在进行康复训练的运动员，我也会建议他们除了无负荷的轻量运动之外，还要在睡前采用 IAP 呼吸法。如上文所述，IAP 呼吸法可以消除疲劳的关键原因是，横膈膜上集中分布着自律神经，舒缓的呼吸可以带动横膈膜运动，帮助副交感神经获得主导权。

人在酣睡时，腹部会上下起伏，这说明此时体内维持着足够的腹压。在神经通路顺畅、副交感神经占主导地位的休息模式下，体内的损伤修复也会更为顺利。

不仅如此，还有一些人反映，睡前活动横膈膜，能让肩部在睡眠时舒展开来，早上起床后肩部酸痛的症状也会得到缓解。可见，提高休息质量有一个特别好的方法，就是睡前采用 IAP 呼吸法。

有害的氧会使细胞失去活力

据说棒球运动员铃木一郎在训练时采用的都是不会降低血液氧含量的项目。

在运动过程中，肌肉需要消耗大量的氧气。从提高场上发挥水平的角度来看，这个做法非常合理。

此外，肌肉处在缺氧状态时，疲劳物质更容易滞留，所以提高血液氧含量还有防止疲劳的作用。

我在第 0 章中曾经提到，不进行剧烈运动的上班族所感到的疲劳，不能只归咎于乳酸等物质。不过剧烈运动引发的疲劳和上班族感到的疲劳确实都与氧有关。

剧烈运动之所以会引发疲劳，是因为细胞为了产生能量而消耗大量的氧气，结果会形成一种名为活性氧的物质。活性氧会损伤细胞，从而导致疲劳。

受伤的细胞会排出废弃物（＝疲劳物质），这种物质越积越多，就会影响细胞的正常工作，降低身体机能。于是，我们就会陷入"细胞无法正常工作→身体活动变慢→感到疲劳"的状态。

有益的氧能增强细胞的自我修复能力

其实，上班族常会遇到的压力和熬夜也会产生大量活性氧。而且在日常生活中，我们的身体也会随时生成活性氧，要把它彻底消灭是不可能的。

那么我们要做的，就是防止产生过量的活性氧，并且及时排出因活性氧而堆积的废弃物。

为此，必须从平时就确保营养和氧气经由血液输送到身体的每个角落，让细胞在健康的状态下工作。

全身上下都获得了新鲜的氧气，就可以激活体内细胞，增强细胞的自愈能力，尽早恢复身体的疲劳。

可见，让身体充分摄入氧气也是培养疲劳不易积累的体质所必不可少的一环。

从这个角度来看，下压横膈膜，让大量空气进入体内，也是 IAP 呼吸法的一大益处，大量的空气中自然含有大量的氧气。

只要花上几分钟的时间，就能运用 IAP 呼吸法，给血液带来充足的氧气，也为消除疲劳打好基础。

在腹部鼓起的同时进行深呼吸 —— 只要做到这一点，就能通过增高腹压保持躯干和脊柱的稳定，并最大限度摄入氧气，可谓一举两得。

预防 + 疲劳恢复法是体力恢复的后援

运动防护师负责帮助运动员调整好状态，确保他们能在比赛中发挥出最佳实力，同时还要预防受伤和疲劳，保护运动员的身体。

肩负着这些使命的运动防护师们最关注的是中枢神经，只锻炼肌肉的时代已经成为过去。正如前文提到的美式足球运动员的图片所体现的，调节与肌肉协作的神经才是当下训练的主流。

无论是健身训练还是康复训练，对人体的干预和研究一直都是通过吸取脑研究的最新知识来获得发展的。

我也会为了学习日新月异的前沿理论，定期参加各类专家面向运动防护师、物理治疗师和运动营养师等开设的讲座。

　　运动防护师的任务是将这些前沿理论转化为便于日常操作的形式，让运动员去实行。

　　我一直怀着这个目标不断摸索，最终得出的结论是：腹压才是塑造抗疲劳体质，将疲劳和损伤控制在最低程度的关键。

　　不过，有时我们还没来得及预防，就已经感到疲劳了。

　　况且预防也未必能做到随时随地有效和万无一失。

　　因此，运动防护师也经常需要应对一些其他的需求，如能立竿见影地缓解疲劳等。

　　当然，除了预防，斯坦福运动医学中心也十分重视已经处于疲劳状态时的"疲劳恢复法"，这样才能为训练结束后精疲力竭的运动员们恢复体力提供强有力的后援。

　　在接下来的第 2 章中，我将结合斯坦福运动医学中心的实际经验，介绍一些实践性更强的方法，即能够随时消除疲劳的"终极恢复法"。

第 **2** 章

不让疲劳过夜的
终极恢复法

——随时清除大脑和体内的疲劳物质

专攻疲劳的"终极对症疗法"

领先全球的疲劳大国——日本

我平时总是尽量搜集各种与疲劳有关的数据。这些数据常会让我感到，日本人的疲劳程度从全世界范围来看是非常严重的。

比如，日本厚生劳动省在 2016 年实施的国民健康与营养调查显示，30~49 岁的日本人中，有近 30% 的人表示"最近一个月，未能通过睡眠得到足够的休息"。

这个数据说明，在最年富力强的人群中，有 1/4 的人都是在疲劳的状态中奋力拼搏的。

去年，美国的新闻节目也曾屡次报道"KAROSHI（过劳死）"的问题。英语中没有表示"过劳死"这个概念的词，于是就直接采用了日语的读音。

节假日天数与疲劳程度

2015 年日本总务省的劳动力调查结果显示，在日本劳动人口中，每周工作 49 小时以上的长时间劳动者占 20.8%，只看男性的话，这个数字更是高达 30%。

美国的长时间劳动者占比为 16.4%，德国为 9.6%，丹麦为 8.4%，从世界范围来看，日本人也着实算得上是工作狂了。

睡眠对消除疲劳具有重要意义，但生活在东京的人在工作日的平均睡眠时间只有 5.59 小时，远远少于世界上的其他城市。熬夜干活的人一定是有其不得已的苦衷，但这样下去，光是上班就会让自己逐渐陷入疲劳的深渊。

那么，周末和长假能起到缓解疲劳的作用吗？日本的年均休息日有 137.4 天，与英国基本持平，休息日天数最多的德国、法国也不过 145 天，可以说日本的休息日天数并不少（摘自《国际劳动统计数据手册 2017》）。

然而，如果平时一直处于疲惫不堪的状态，就算好不容易熬到了休息日，恐怕人们也只想在家睡觉。或许有人觉得周末补觉能消除疲劳，然而研究证明，<u>周末补觉无法弥补平时睡眠不足所带来的损耗</u>。此外也有人指出，<u>待在家不活动不仅不能解乏，反而有可能加剧疲劳</u>。除非我们"主动出击"，否则疲劳是不会自动消失的。

"工作到死的国家"——日本的劳动现状

① 世界各国的"长时间劳动者的比例"（劳动人口）

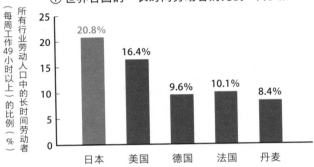

所有行业劳动人口中的长时间劳动者（每周工作 49 小时以上）的比例（%）

数据来源：日本数据摘自总务省（2016.1 公表）《劳动力调查》，美国数据（2014 年以降）摘自 BLS (2016.2) LFS from the CPS、其他数据摘自 ILOSTAT Database (http://www.ilo.org/ilostat/) 2016 年 12 月时点。

❗ "中国香港：30.1%""韩国：32.0%"，看来东亚普遍存在长时间劳动现象。

② 世界各国的"人均年实际劳动时间总计"（劳动人口）

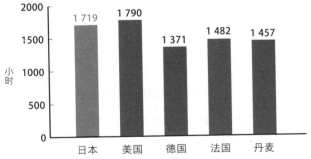

小时

数据来源：OECD .Stat(http://stats.oecd.org/Index.aspx?DatasetCode=ANHRS) "Average annual hours actually worked per worker" 2016 年 9 月时点。

❗ 美日之间的劳动情况存在以下不同：
"美国＝长时间劳动＋高生产率"，"日本＝长时间劳动＋低生产率"

因此，本章将面向"已经处于疲劳状态的人"和"想尽快消除疲劳的人"，介绍几种专为消除疲劳设计的终极对症疗法。

如果在感到疲劳时能及时消除疲劳，就不要把它带到第二天。长期坚持下去，便能逐渐接近抗疲劳体质。大家不需要采用我介绍的所有方法，只要在感到疲惫的时候，选择最容易操作的缓解方法试试就行了。

只靠休息无法根除疲劳

在讲解具体方法之前，我想先告诉大家一个重点：包括那些"从来不加班""每天都能睡足 7 小时"的人在内，所有人都不可能完全避免疲劳。

除了长时间劳动和睡眠不足之外，人体的左右不对称也是导致疲劳的主要原因之一。

比如在 IAP 呼吸法中起到重要作用的横膈膜就是左右不对称的。仔细观察可以发现，横膈膜的右侧要比左侧更厚一些，形状像一个圆形的屋顶。

这是因为横膈膜右侧紧邻着肝脏。肝脏的体积很大，位于横膈膜的正下方，因此横膈膜的右侧覆盖在肝脏上，形成圆形屋顶的形状，并且又厚又有力。

　　而横膈膜的左侧紧挨着脾，脾本身只有一个拳头的大小，所以横膈膜的左侧也比右侧更细长，也更薄。

　　不仅如此，从整个人体来看，拳头大小的心脏位于中心偏左的位置，而比心脏大的肝脏则位于身体右侧。

　　身体内部的这种左右不对称，导致横膈膜以外的其他肌肉自然多少也会受到一些影响。

　　美国最近出现了一种全新的训练方法，依据的就是关注人体左右非对称性的 PRI 理论（Postural Restoration Institute，姿势恢复技术）。

人体的内部是左右不对称的，体积大的器官位置更靠向右侧

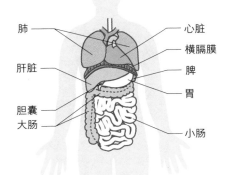

肺　　心脏
　　横膈膜
肝脏　　脾
　　胃
胆囊
大肠　　小肠

❗ 由于下面紧邻体积较大的肝脏，横膈膜的右侧要略厚一些。

人的身体生来就是左右不对称的，常年任其发展下去，就会逐渐失去身体的平衡，离最佳体态越来越远。

换句话说，不加以重视的话，任何人都会越来越接近易疲劳体质。

所以，我们必须采取相应措施。希望你也能用下面介绍的恢复法，摆脱人类生来就不得不面对的疲劳枷锁。

用"动态恢复法"将疲劳清零

身体活动范围变小和身体僵化是疲劳的典型表现。遇到这种情况，很多人会下意识地尝试恢复身体的灵活性。

这时人们会不由自主地想伸个懒腰，做一些拉伸动作，让身体伸展开。你在工作或做家务时，是否也有伸懒腰的习惯呢？

不过，拉伸肌肉真的是消除疲劳的正确做法吗？

这种方法对缓解肌肉僵化带来的暂时性肌肉疲劳或许有效，但拉伸恐怕很难从根本上解决慢性疲劳的问题。

伸懒腰也许能让你在短时间内感到舒服了一些，但这样做能否根除疲劳，则值得怀疑。伸懒腰的效果并不能持续很久。

我之所以这样说，是因为身体僵化说到底只是疲劳的结果，而其背后的罪魁祸首其实是身体养成了一些不好的习惯。

你属于"习惯性疲劳"吗

我在上一章也提到过，疲劳是中枢神经与身体各部位之间的协作出现了问题，导致身体做出别扭又费力的动作，使损伤越积越多而产生的现象。

一旦"一线"（身体）和"总经理"（大脑）默认了这种违背身体原有结构的错误动作，就相当于身体养成了不良习惯。

这些不良习惯会引发疲劳、活动范围受限等后果。

例如，如果养成了用腰代替髋关节完成身体前屈、恢复直立或转动的习惯，不仅会给身体造成额外的负担，还会使原本应该拥有更多活动的髋关节僵化，而本不需要用到的腰部却受到持续损伤。

久而久之，就连大脑也会开始下达错误的命令，身体做出的动作就会越来越别扭和费力。

如此一来，身体平衡遭到破坏，疲劳越积越多，人体就会不断向容易疲劳且不易恢复的方向发展。

必须去除的不良习惯

因此，只要身体还保留着不良习惯，即使我们费力地去拉伸和舒展，身体的平衡也会再次被破坏，导致疲劳继续积累，活动范围也会变得更小。

解决这个问题的关键其实是干预中枢神经，改掉引发疲劳的用腰部代替髋关节的不良习惯。

虽然这个道理很好理解，但我们往往很难察觉到自己身上有哪些不良习惯。这与我们虽然会感到疲劳，却不知为什么会疲劳其实是同样的道理。

不过，大家大可不必担心。

这个问题的根源在于中枢神经与身体的不一致，要消除现在的疲劳状态，只需要纠正这种不一致，重新树立正确的习惯就可以了。

我在上一章中介绍的 IAP 呼吸法正是解决这个问题的具体方法。不过，这个方法属于预防措施，其主要意义在于培养好习惯，形成抗疲劳体质，并将其维持下去。

而对于目前已经感到很疲劳的人，我推荐采用动态恢复法，这种对症疗法可以取得立竿见影的成效。

在家宅一天感觉更疲劳

顾名思义，"动态恢复法"就是在活动身体的过程中消除疲劳。

这种方法通过轻量有氧运动，促使中枢神经消除身体的不良习惯，同时从疲劳中恢复过来，能够一举两得。

让我们先来看看轻量运动与消除疲劳的关系。

当你觉得特别累时，可能什么也不想做。"我连一根手指也不想动，只想马上睡觉。"这种心情完全可以理解。

然而，其实这种日子才更需要做一些轻量运动，以免把疲劳带到第二天。希望大家务必牢记这个重点。

我在前文中也提到，"因为太累了，所以就一动不动"并不是好办法。相比之下，轻度活动身体有利于促进血液循环，将大量氧气输送给大脑和肌肉，防止疲劳物质滞留。

全球顶级专家都在提倡的"动态调节"

在诺贝尔生理医学奖的评审委员会所在地瑞典卡罗林斯卡学院担任研究员的安德斯·汉森（Anders Hansen）指出，大脑（中枢神经）是为了让身体运动而形成的，这种构造从原始时代至今并没有发生太大变化。

也就是说，人类原本的姿态就是不停地运动。

然而绝大多数为疲劳所困的上班族都没时间运动，他们不得不出席各种重要会议、制作精致复杂的文件资料、应付令人头疼的客户……

　　在大部分工作都需要坐在计算机前完成的今天，上班族们越忙就意味着运动量越少。忙工作忙得疲惫不堪的日子大多也都是没有活动身体的日子。这种情况下，轻量运动正是消除疲劳的有效方法。

　　花上二三十分钟进行慢走、游泳等轻量有氧运动，可以促进血液循环，舒缓肌肉酸痛。在这个过程中，自律神经和激素的平衡也会逐渐得到改善。

　　另外，有些人会感到明明很累却睡不着觉，其原因之一也是压力导致负责清醒模式的交感神经处于主导地位。遇到这种情况，我们可以做一些能让自己轻微出汗的运动，因为一直占主导地位的交感神经更为活跃之后，反而会平静下来，换由负责放松模式的副交感神经占主导地位。

　　如此一来，自律神经恢复了稳定，身体和大脑也就能顺利进入休息状态了。

身体需要两次重置

　　轻量有氧运动可以帮助身体进入恢复过程，但是要调节中枢神经、促进大脑与身体顺畅协作并重新形成身体的习惯姿势，关键在于轻量运动之前和之后。

在通过轻量有氧运动缓解疲劳之前和之后，分别加入接下来介绍的重置法，可以纠正身体的不良习惯，同时还能提升疲劳恢复的效果。这就是我要介绍给大家的"动态恢复法"。

在开始跑步或游泳之前，要先进行"运动前重置"。

这一步骤可以刺激中枢神经，改变身体的不良习惯。

运动前，先从神经层面调节长期的体态变形导致的身体不协调，尽量纠正为正确姿势。这样能使身体更容易向大脑（中枢神经）反馈正确的位置和运动方式，从而避免跑步、游泳等运动带来额外的负荷。

然后在运动结束之后，还要进行"运动后重置"。运动会使肌肉收缩，一直保持这种状态，身体可能会再次远离平衡状态。所以建议大家在运动后要让紧张的肌肉舒缓下来。

放松身体还有一个额外的效果，能让身体从促进活动的交感神经顺利切换到促进休息的副交感神经。

动态恢复法可以归纳为以下三个步骤。

1. 通过运动前重置改变身体已经养成的不良习惯。

2. 跑步、游泳等轻量运动（有氧运动），持续20分钟。

3. 通过运动后重置使收缩的肌肉复原（运动后 1 小时以内进行）。

如果下班回到家里已经很晚了，没有时间再去跑步或游泳，也可以省去轻量运动，只做 IAP 呼吸法和运动前后的重置。

这样做除了能改变身体的不良习惯，还能通过横膈膜的大幅度运动，在睡觉时有效缓解压力导致的肩部酸痛。不仅如此，横膈膜还可以刺激内脏，缓解便秘，所以平时感到肩部酸痛或者有便秘烦恼的人都可以试一试。

重置的具体方法如下。

纠正体态的 "运动前重置"

　　下面介绍三个非常简单易学的运动前重置动作。请在轻量运动之前进行。

　　另外，除了为了消除疲劳而做的运动，在进行其他体育项目之前，用这三个动作作为准备活动，也有助于提高发挥水平。

1　双脚交替前跳与双脚交替原地跳

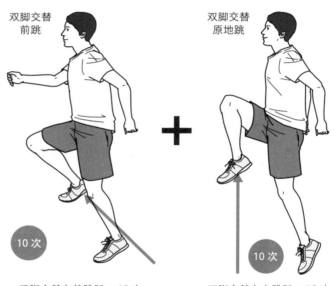

双脚交替
前跳

双脚交替
原地跳

10次

10次

双脚交替向前跳跃 ×10 次　　　　　双脚交替向上跳跃 ×10 次

一边跳跃一边前行的 "双脚交替前跳" 反复进行 10 次（步）
在原地向上跳起的 "双脚交替原地跳" 反复进行 10 次（步）
两种交替跳一共进行 20 次（步），就能达到刺激中枢神经、消除身体的不良习惯、端正体态的效果。

2 重心跳

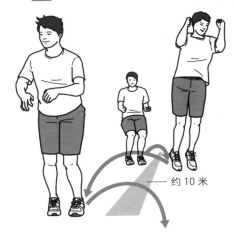

约 10 米

在地上画一条长 10 米左右的直线（也可以在头脑中想象一条直线），双脚并拢，以这条线为中心，按照"左、右、左、右"的顺序交替跳跃。

双脚跳起，双脚着地。慢慢地跳 10 次左右。

要想双脚同时跳起并同时着地，重心必须保持稳定，否则就无法进行下一次跳跃。这个动作可以有效地刺激反馈机能，让身体重新养成良好的习惯姿势。

3 踢臀跑

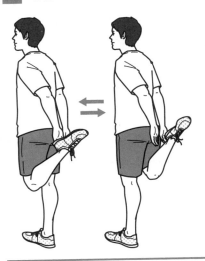

双脚左右交替，做出踢臀跑步的动作。每只脚各做 10 次。这个动作可以有效刺激中枢神经和容易在疲劳时收缩的腿后腱（位于大腿后方的肌肉）。

这个动作也适合作为跑步前的准备运动。

舒缓收缩肌肉的 "运动后重置"

运动结束后，需要重置收缩的肌肉（尤其是下半身肌肉），使其恢复平时的状态。

请不要过度拉伸肌肉，可以把这些动作同时作为运动后的缓和运动。

1　腿后腱重启

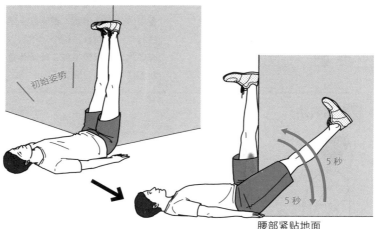

臀部（左半部分）靠在墙角上，保持腰部紧贴地面，双腿笔直抬起，与地面垂直（仅左腿靠在墙上）。用 5 秒钟时间，将右腿沿着墙面缓缓放下（够不着地面也没关系）。

留意左腿腿后腱的伸展。再用 5 秒钟时间，将右腿抬起至原来的位置。

左腿和右腿分别进行 5 次。

＊ 如果没有合适的墙角，也可以躺在地上，用 5 秒钟时间缓缓抬起双腿（腰部紧贴地面），双腿垂直于地面后保持 5 秒。再用 5 秒钟时间缓缓放下双腿。重复 10 次。

2 向外重置

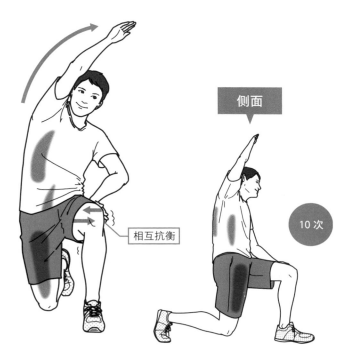

相互抗衡

侧面

10 次

右膝跪地，左膝弯曲呈 90 度。左手置于左膝外侧，高举右臂。左膝用力向外打开的同时，左手向内（右侧）按压左膝。这时，将右臂伸向左斜上方，尽可能向远处伸展。

这个动作能帮助在运动中收缩的股四头肌、腰大肌、肋间肌、背阔肌等较大范围内的肌肉恢复原状。左右各进行 10 秒。

肩部酸痛、腰痛、眼疲劳……
瞬间消除局部疲劳的超好用恢复法

上班族特有的久坐疲劳

很多上班族从早到晚坐在办公桌前，所以会感觉很累。他们感受到的不是运动带来的急性疲劳，而是疲劳日积月累导致的慢性疲劳。这种疲劳感往往表现为肩部酸痛、久坐之后双腿发沉等症状。

也就是说，不断积累的疲劳会根据当时的情况体现在肩部、腰部或眼睛等部位，这叫作局部疲劳。

虽然运动可以缓解疲劳，但现实条件常常不允许我们随时离开座位去活动身体，所以应该也有很多人希望能在工位上随时消除工作中肩部或腿部感到的疲劳。

下面我就依次介绍针对身体局部疲劳的对症疗法。这些方法能够立刻见效，可以快速消除疲劳。

久坐等于慢性自杀

在上班族常会遇到的局部疲劳当中，久坐引发的下肢疲劳十分常见。

　　我们运动防护师将臀部肌肉视为身体的"引擎"。臀部肌肉是人体最大的肌肉，能起到支撑身体、稳定下肢的作用。锻炼臀部肌肉是所有体育项目运动员的基本功。充分锻炼这个引擎部位，能使整个身体更为稳定，与培养抗疲劳体质有着直接关系。

　　我们不宜过度使用肌肉，但也不能完全不用，否则就会陷入"运动起来很吃力→不想运动→肌肉量进一步减少→运动起来更加吃力"的肌力减退恶性循环，长此以往，年轻时好不容易攒下的"肌肉积蓄"就要坐吃山空了。

　　此外，肌力减退还会引发以下问题。

　　　　血流不畅、代谢减缓、激素分泌减少、畏寒凉、
　　　浮肿、乏力、关节疼痛、腰痛、漏尿……

　　起立、坐下等动作会开启臀部引擎的工作开关，而久坐则相当于臀部这个重要的引擎一直处于停止工作的状态。

　　澳大利亚的内维尔·欧文博士被誉为"久坐行为研究第一人"。他发现，日本成年人平均每天坐着的时间长达 7 小时，在全球排名第一（全球平均的坐着的时间为 5 小时）。这个数

字形象地体现了日本人整天钉在工位上的工作状态。

欧文博士的研究显示，<u>久坐会影响血液循环乃至新陈代谢，还会增加心绞痛、心肌梗死、脑梗塞和糖尿病的患病风险</u>。

前文中提到的卡罗林斯卡学院的汉森研究员也曾指出，人类的大脑原本为运动而形成，所以保持坐姿超过 3 小时之后，人就会出现记忆力下降、注意力涣散等问题。这种状态下的工作效率也不可能提高。

斯坦福大学医学院也呼吁人们改变久坐不动的工作状态，还专门为此发表了一篇题为《久坐等于自杀》（*Sitting kills you*）的文章。

既然久坐如此危险，我们没有理由继续久坐，任由身体积劳成疾。建议大家务必及时消除办公室疲劳。

消除办公室疲劳的三种腿部运动

最理想的做法是避免久坐，<u>每 30 分钟站起来活动活动</u>。

还可以将会议室的桌子换成像酒吧的吧台一样的高度，大家可以坐在高脚凳上，或者干脆站着开会。给办公室采购健身球替代办公椅也不失为一个好办法，这样可以避免长期保持同一个姿势。

这些建议在斯坦福大学隔壁的硅谷或许能行得通也未可知，但日本的职场氛围却是与此格格不入的，日本企业恐怕十有八九都无法实行。

因此，下面我就介绍一下不用站起来就可以消除下肢疲劳的三种腿部运动，无论是在工位办公时，在会议室开会时，还是在家里坐着时都可以用到。

当你感到久坐疲劳时，就每一组做上 15 秒吧。

迅速缓解肩部酸痛的肩胛骨运动

肩部酸痛也是日常生活中经常会遇到的问题，有这类困扰的人肯定不在少数。

感到肩部酸痛时，人们往往会通过揉捏、拍打肩部来缓解，但其实肩部酸痛的人需要关注肩胛骨，而不是肩部周围的肌肉。肩部酸痛是肩胛骨出现问题，只不过其症状表现到了肩部肌肉上。

比如驼背的人，他们的左右肩胛骨之间的间隔很大。

经常进行电脑操作等身体前倾的工作，会使胸部肌肉处于收缩状态。背部在胸部的牵拉下，肩胛骨打开，斜方肌、背阔肌等背部肌肉一直是伸展的，身体的平衡也会遭到破坏，使

有效消除久坐疲劳的三种腿部运动法

1 握拳内压

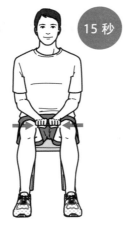

15 秒

坐在椅子上，双腿略微分开，双手握拳置于两腿膝盖之间。女士也可以单手握拳。
膝盖向内侧用力挤压拳头，坚持15秒。

❗ 这个动作可以锻炼大腿上的内收肌群。
内收肌群僵硬或无力，会导致身体容易失去平衡。
这也是有些人走路时出现罗圈腿的原因之一。感到走路不稳或者容易绊倒的人也可以每天做做这个动作，养成习惯。

2 膝盖外压

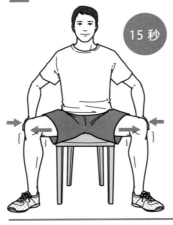

15 秒

坐在椅子上，双腿向外打开，双手分别置于左右膝盖外侧。
膝盖用力向外打开，坚持15秒。
双手向内侧用力抵住膝盖，坚持15秒。

❗ 这个动作可以锻炼大腿外侧和臀部的肌肉。

3 脚点地

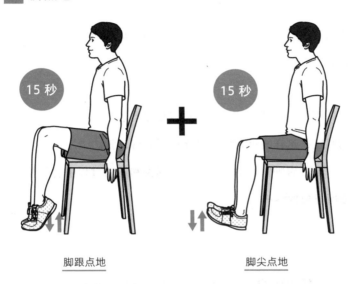

15 秒 + 15 秒

脚跟点地　　　　　　　　　脚尖点地

保持双脚脚尖着地，脚跟缓慢提起再放下，反复进行 15 秒。
接下来，保持双脚脚跟着地，脚尖缓慢抬起后放下，反复进行 15 秒。

❶ 活动小腿肚，可以刺激膝盖后侧的淋巴结，改善全身的血液循环，防止疲劳物质滞留。
这个动作还可以锻炼小腿上的胫骨前肌。我们在走路时之所以能抬起脚尖，不会跌倒，就是胫骨前肌提拉脚尖的功劳。
也就是说，用脚点地的方法锻炼小腿肌肉可以一举三得，即"消除久坐疲劳""使脚尖的提起动作更顺畅，走路姿势更科学，有助于形成抗疲劳体质"和"预防摔倒及受伤"。

肩部周围的肌肉持续处于紧张状态。此时，人们便会感到肩部酸痛。

因此，<u>收拢打开的肩胛骨有助于消除肩部酸痛</u>。推荐大家尝试下面的肩胛骨运动，让一直打开的肩胛骨恢复到原来的位置。

因驼背而感到疲劳的人可以尽量有意识地加大扩胸和绕肩的幅度，这样能更有效地收拢打开的肩胛骨。

这套肩胛骨运动还能缓解肩周炎和运动过程中肩部使用过度所导致的疼痛。

增加体内压力，消除腰痛

腰痛和肩部酸痛一样，也是上班族常见的不适症状。

腰疝、扭伤、单纯的胀痛等……腰痛的原因多种多样，有的是严重疾病，有的是慢性疼痛。无论是哪种情况，从疲劳管理的角度来看，都不应该忽视，否则可能会留下极大的隐患。

很多时候，腰痛的原因会归结到一些意想不到的地方。比如长期久坐会导致大腿后方的腿后腱僵化，它会牵拉骨盆使其倾斜，而沿脊椎分布、与人体的平衡密切相关的竖脊肌又会被

消除肩部酸痛的肩胛骨运动

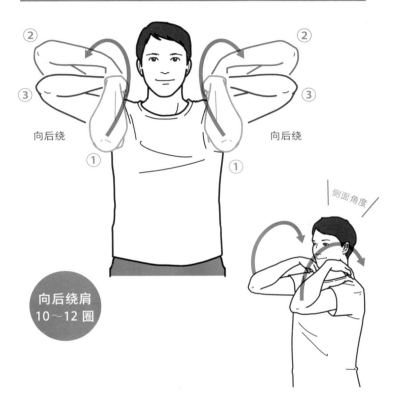

向后绕

向后绕

向后绕肩
10～12 圈

侧面角度

肘部弯曲，左手轻轻搭在左肩，右手轻轻搭在右肩。

扩胸，双臂从前向后绕 10~12 圈，让肩胛骨向中心收拢。站着做或坐着做都可以。

骨盆拉长，导致腰部和身体的中轴不断扭曲变形，于是腰部的负担就会越来越重。

说到底，腰部所处的位置决定了它必须全力弥补身体的各种扭曲或变形所造成的不良影响。我们感到腰痛时，就好比全公司上下最倚重的"部长"请了长期病假。它负责对接"一线"和"总经理"，随时处理各种问题和纠纷，一旦缺席就会导致整个身体面临全面失衡的危险。

在久坐时长位居世界第一的日本，很多人都在忍受着慢性腰痛的困扰。我推荐这样的人<u>采用 IAP 呼吸法作为腰痛的对症疗法</u>。按照本书第 46 页介绍的方法，坐在工位上就可以轻松做到。

<u>腹压增高有利于脊柱保持稳定，可以直接对腰部带来帮助。</u>这种方法非常有效，斯坦福大学的棒球运动员就是靠它解决了腰痛的问题。

此外，在遇到突发性腰痛或腰痛到站不起来时，也可以采用 IAP 呼吸法作为应急措施。无论是腰椎前凸的人，还是弯腰驼背的人，都可以通过 IAP 呼吸法让脊椎保持稳定，使腰部逐渐回到正确的位置。

<u>绝大多数肌肉都与横膈膜相连，</u>采用 IAP 呼吸法活动横

膈膜还可以刺激到腰部周围处于僵硬状态的肌肉。可以略微加长 IAP 呼吸法的时间，用 10 秒左右的时间吸气，全身得到放松后，再用 10 秒的时间呼气。重复几次之后，疼痛应该就会有所缓解了。

腰部受伤一般会导致肌肉处于痉挛和僵硬的状态，如果因为怕疼而一直不动，肌肉就会逐渐硬化，离腰部原本的正常状态越来越远。我建议采用 IAP 呼吸法缓解疼痛之后，还是积极活动身体为好。

不要做太吃力的动作，先试着慢慢地走一走就行。这种做法不仅对腰痛有效，其他部位受伤之后，也应该在力所能及的范围内适当地活动身体，这是早日康复的捷径。

30 秒缓解眼疲劳的筋膜放松操

最后再来说说眼疲劳。

我们感觉眼睛疲劳，无外乎两种情况：要么是眼球出了问题，要么是眼部周围的肌肉陷入了疲劳。

前者的最佳解决方法是找专科医生诊断，而后者只要让包裹着眼周的眼轮匝肌的筋膜舒缓下来，就能即刻缓解症状。

这个动作只需要 30 秒，放松眼部周围的肌肉，就可以缓解眼睛干涩、频繁眨眼等症状。

消除眼疲劳的眼部筋膜放松操

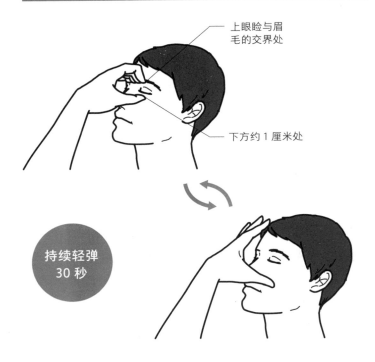

上眼睑与眉毛的交界处

下方约 1 厘米处

持续轻弹
30 秒

轻轻闭上双眼，用指尖轻弹眼轮匝肌（眼部周围）。不要太用力，用拇指以外的四个手指轻弹上眼睑与眉毛的交界处附近，用拇指轻弹下眼睑周围，连续做 30 秒。左右眼可以交替做，也可同时做。

　　人体的所有肌肉都包裹在一层薄薄的"筋膜"里。要让肌肉灵活运动，必须保证筋膜处于柔软的状态。

　　眼轮匝肌的外表也有一层筋膜。<u>感到眼部疲劳的人，大部分都是由于眼轮匝肌周围的筋膜处于僵硬状态</u>。所以，用筋膜放松操舒缓筋膜，就可以缓解眼轮匝肌的紧张状态，让眼部更加轻松。

　　做完筋膜放松操，视野变得更清晰，眼睛就舒服了。在需要长时间伏案工作的时候，我也经常采用这个方法。

运动员都在用的冰热敷交替法

斯坦福大学运动员用这种方法抵御损伤

下面我再从运动防护师的视角，介绍一下如何恢复外力导致的损伤。

当然，这种方法也适用于其他类型的损伤，希望大家在下班回家后感到精疲力竭时尝试一下。

近些年，慢跑等体育运动的爱好者越来越多。有些人在感到疲劳的同时也会伴随一些受伤或疼痛。

运动员受伤时，我们会采用冰热敷交替法。

简单来说，这种方法就是对疼痛的地方"先冰敷，再热敷"，属于一种对症疗法。第一步是冰敷。冰敷原本就是针对训练中的跌打损伤或腰突然动不了等急性症状的基本处置方法。由于受伤时身体会出现炎症，即使皮肤完好无损，内部也一定会有出血，所以必须立即降温，抑制炎症并止住出血。

第二步是热敷。受伤经过一段时间后，人体便会开启与生俱来的自然修复过程，这时就可以开始热敷了。

要治好伤痛，血液和血液输送的营养不可或缺，热敷的目的是促进血液流通，加速恢复过程。热敷可能会带来暂时性的疼痛感加重，不过我们仍会坚持热敷，优先促进身体的自我修复。

冰热敷交替法除了能治疗损伤，还有助于消除疲劳。

这是因为，<u>过量的走路、跑步等运动带来的疲劳虽然不像受伤时那么严重，但也属于炎症状态。</u>

对上班的人来说，白天进行冰敷或热敷恐怕不太方便，所以我推荐大家尝试夜间冰热敷交替法。如果哪一天你感觉"腿要累断了"，就可以在晚上进行冰敷和热敷，彻底消除白天受到的损伤。

契合人体调节机能的 48 小时恢复法

冰热敷交替法的关键，在于根据人体生理学上的修复过程来安排时间。

使用这种恢复方法，必须严格计算并遵守时间，才能使它成为符合人体原理的最佳科学恢复方法。

在这个过程中，需要注意下面两个时间。

1　受伤后 24 小时以内

只要不是极为严重的受伤，<u>受伤后的 24 小时是疼痛的高峰期</u>。在这期间，应使用冷冻喷雾或冷敷贴等，给患处充分降温。

大家要记住，受伤后 24 小时以内的疼痛高峰期是冰敷期。

2　受伤后 24 小时到 48 小时之间

受伤经过 24 小时之后，人体便会进入自然修复阶段。

我们的身体机制十分神奇，血液既可以输送恢复所需的营养和激素，还能及时运走患处的废弃物。过了 36~48 小时之后，疼痛就会明显缓解。

因此，<u>建议在度过疼痛高峰期的 24 小时之后，就可以停止冰敷，切换为热敷贴、泡澡、佩戴护具等热敷模式</u>。

受伤经过 24 小时后，就进入了热敷期。

从冰敷切换至热敷时，请务必准确计算时间。我说的是"受伤后马上冷敷，过了 24 小时之后开始热敷"，可是不知道为什么似乎有的人会理解为"睡一宿觉，第二天起床后就可以开始热敷了"。

受伤后的第二天早上很可能是患处红肿最严重、感觉最疼痛的时候，这时身体能够活动的范围可能比受伤的当天还要小。

这是因为在多数情况下，一觉醒来后的"第二天"距离受伤时只过了半天左右的时间。如果误以为"（日期）已经过了一天就可以开始热敷"，反而会延缓恢复进度。

大学体育赛事会有很多观众到现场观赛，所以比赛通常是在晚间进行。如果是晚上八点半受了伤，那么到第二天早上还是会很疼，应当继续冰敷。

冰敷的好处除了能抑制炎症，还能减轻疼痛的感觉。因为正像我在前文中提到的，只要不是特别严重的受伤，适当地活动可以加快恢复速度。

在 48 小时之内解决疼痛

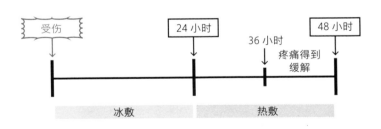

🛈 用冰敷缓解疼痛后，可以适当进行走路等轻微运动。

肌肉原本的状态就是不断重复拉伸和收缩，长期不动难免会导致肌肉僵化。

因此，通过冰敷缓解疼痛，坚持适当活动，就能或多或少加快身体的恢复。

巧用速冻豌豆实现迅速恢复

冰敷能抑制炎症和疼痛，热敷能促进身体恢复。

用冰热敷交替法消除走路带来的疲劳时，需要注意以下几点。

遇到"走了一整天路，累得一点力气都没有了"的日子，回家后可以立即冰敷双脚15分钟左右。

15分钟后就可以拿掉冰袋了，不过皮肤还是凉的。等皮肤恢复到正常温度以后，在40度左右的热水中泡澡约10分钟。与受伤之后的恢复不同的是，消除疲劳不需要等24小时。泡澡就相当于热敷期。

以上这两个步骤可以显著缓解双脚的疲劳，第二天早上，你会感觉轻松很多。

袋装冰块一般体积比较大，不容易贴合患处，普通人的家里也不一定会备有大量冰块。

当然也可以去买一个，不过这种东西平时不常用，储存起来还要占地方。

所以，大家不妨就地取材，用家里的袋装速冻豌豆（玉米粒、炒饭）代替冰袋。只要冰箱里常备速冻豌豆，需要时直接把整个袋子敷在患处，再用保鲜膜固定就可以了。保鲜膜可以代替绷带，即使是用不惯绷带的人用起来也非常方便。除了足部的疲劳，在遇到扭伤和磕伤时也可以使用这个方法。

豌豆、玉米粒、炒饭等袋装速冻食品则可以随意弯折，用起来要顺手得多。更可贵的是，冰敷时不用拆开包装，不会影响之后的食用，还可以作为应急的储备食品，我经常推荐大家采用它们作为冰敷用品。

见证"恢复浴"的超级功效！

斯坦福式恢复浴

与冰热敷交替法相似的，最近还有一种恢复法很受关注，那就是反复浸泡冷水和温水的"交替浴"。

斯坦福大学医学运动中心很早以前就将交替浴作为恢复项目之一，下面我就来具体介绍一下这种方法。

斯坦福的训练室里给运动员配备了两个浴缸。一个放冷水，一个放温水。按照以下方法进行冷温水交替浴，可以消除身体受到的损伤。

时间控制在 12 分钟以内

运动员结束练习后感到疲惫或状态不佳时，我会让他先泡冷水浴，给体温升高的身体降温。刚结束运动时人的体温会升高，毛孔张开，所以我们把水温设定在 10℃左右（温水浴是36℃）。

先在冷水浴中泡上 2~3 分钟，然后以"温水 60 秒，冷水60 秒"为 1 组，每组 2 分钟，重复进行 4~5 组，最后在冷水浴中泡 2~3 分钟后结束。

交替浴主要具有以下两个效果。

第一，<u>通过血管的反复收缩和扩张，促使血液循环更加通畅。</u>

血液通畅了，就能把更多的营养输送给疲劳或损伤的肌肉，加快恢复速度。而且，血液还能将细胞中积累的疲劳物质运走。

第二，<u>调节自律神经的平衡。</u>

研究证明，<u>冷温水交替浴可以有效刺激自律神经。</u>自律神经达到平衡，身体就会得到放松，缓解压力所导致的"大脑（中枢神经）疲劳"。

实际上，运动员们进行交替浴后纷纷表示身体轻快了许多，有些运动员甚至喜欢上了交替浴。

现在，关于交替浴的研究很多，现阶段的主要结论有："比起单纯休息，用冷温水浴缓解疲劳的效果要更好一些""冷水浴和温水浴均能有效缓解疲劳。不过这样只能在体感层面上获得疲劳恢复感，对肌肉疼痛似乎没有直接效果""冷温水交替浴只有前 12 分钟有效"。

淋浴 × 半身浴是最佳搭配

斯坦福大学运动医学中心采用的交替浴恢复法也可以用来缓解日常生活中的疲劳。

普通人在家中准备两个浴缸可能不太现实，我建议用淋浴代替冷水浴。

首先，在浴缸中放入 37℃～38℃的温水。

虽然全身浴和半身浴都有效果，但从目前的研究来看，考虑交替浴给心脏带来的负担，推荐半身浴的观点略多一些。

接下来，就让我们按照以下步骤，从冷水浴开始，让身体恢复活力吧。

完美复制斯坦福式超级恢复浴

在开始交替浴之前，建议大家准备一瓶 350 毫升的水，先喝下半瓶（相当于 1 杯水）。交替浴会消耗掉大量水分，为了防止脱水症状，请提前摄取足够的水。

喝完水，就可以正式开始了。

首先用冷水淋浴 1 分钟左右，然后以"泡 30 秒温水，淋

30 秒冷水"为 1 组，每组 1 分钟，重复进行 10 组左右，最后再用冷水淋浴 1 分钟左右。

完成上述步骤后，喝光剩下的水，补充水分，交替浴就结束了。

家庭版斯坦福式超级恢复浴

1	开始进行恢复浴之前，先把 350 毫升的瓶装水喝掉一半（相当于 1 杯水）。
2	用 10℃ ~15℃ 的冷水淋浴 1 分钟左右。
3	用 37℃ ~38℃ 温水泡澡（30 秒）。
4	冷水淋浴 30 秒左右。
5	重复步骤 3 和 4，持续 10~12 分钟，次数约为 10 组左右（为了防止水分流失，切勿延长时间）。
6	最后用冷水淋浴 1 分钟左右。
7	淋浴结束后，将步骤 1 剩下的瓶装水喝完，完成恢复浴。

❗ 切记不要超过 12 分钟，入浴前后各补充 1 杯水

研究已经发现"入浴时间要控制在 12 分钟以内才会有效"，所以请大家注意避免持续时间过长，否则可能达不到消除疲劳的目的，还会适得其反，感觉更加疲劳。

因为入浴时间过长，会造成身体的水分大量流失。

再者，泡温水浴的时间过长，会导致交感神经在夜晚继续占据主导地位。

在这样的状态下不容易入睡，本想泡澡解乏后睡个好觉，结果却可能反而更睡不着了。

实现深层修复的"睡眠恢复法"

把"走过场"变成终极恢复时间

在本章的最后，我想聊一聊提高恢复率必不可少的环节——睡眠。

在斯坦福大学，我要求我负责的运动员每天主动汇报睡眠时间。

他们要汇报自己前一天晚上几点就寝，睡了几小时，还要像前文介绍的针对篮球运动员的调查那样，将起床时主观感受的疲劳程度以数值的形式写到白板上。

最终，我发现了睡眠与运动员的发挥之间的关系。

<u>前一晚没睡好的运动员汇报的疲劳数值一般比较高，训练和比赛时的状态也比较糟糕，很难发挥出最佳水平。</u>

例如有一名篮球运动员在前一天的比赛中拿下了 20 分，而第二天的比赛却只得了 3 分。

其原因也可能是对手对他采取了更加严密的贴身防守，不过他自己的动作也明显不如前一天灵活。

赛后，这名运动员一边嘟囔着"累死了"，一边走进防护师办公室。他说自己前一天晚上没睡好，一直感觉身体很沉。

这些运动员都是经过大量刻苦训练，确保在任何时候都必须发挥出最佳水平，所以睡眠不足等非训练要素导致的发挥失常就显得格外明显。

总之，对运动员来说，汇报自己没睡好觉是很没面子的一件事。睡眠也是自我管理的重要一环，这一认知早已深深扎根在他们的意识中。

睡不好，体能激素减少 15%

关于睡眠与水平发挥，有许多令人震惊的研究成果。

英国拉夫堡大学的路易斯·雷纳在 2013 年的研究中发现，如果每天只睡 5 小时，打网球时的第一发球成功率会比平时降低 25%。

布鲁塞尔自由大学的雷切尔·雷普拉特在研究报告中指出，男性在连续一周每天只睡 5 小时的情况下，睾酮的分泌率会减少 10%~15%。

睾酮是一种雄性激素，具有增加肌肉强度和消除疲劳的作

用，对运动员来说非常重要。睾酮分泌量减少，就意味着无论是
比赛时的场上发挥，还是比赛前后的身体状态，都会受到影响。

此外，卡内基梅隆大学和匹兹堡大学医学中心进行的一项
联合研究显示，接触感冒病毒后，睡眠时间超过 7 小时的人患
感冒的概率是 17.2%，而睡眠时间不到 5 小时的人患感冒的概
率则是 45.2%。

另有研究显示，每天只睡 5 小时的话，糖分代谢会下降
30% ～ 40%，更容易发胖。

费德勒和博尔特每天睡多久？

很多超一流运动员都是"长时睡眠者（long sleeper）"。

比如，称霸网坛的罗杰·费德勒每天都要睡上 12 小时。

活跃在田径赛场上的尤塞恩·博尔特、篮球巨星勒布
朗·詹姆斯的睡眠时间也在 12 小时左右。

加利福尼亚大学旧金山分校针对"运动员与睡眠时间的关
系"进行了研究，其结果显示：睡眠时间越长，运动员的职业
生涯越长。

要维持长久的运动生涯，就必须尽量避免受伤、意外以及

疲劳引发的身体问题，从而拥有稳定的成绩。

杰出运动员深知宝贵的睡眠是身体恢复的关键，所以会将睡眠视为延长运动生命的重要因素，因此才会倾向于尽量长时间睡眠。

像超人一样睡觉

基于这一事实，我要求斯坦福大学的学生运动员每天至少要睡够 7 小时（任何情况下都不能少于 6 小时）。正如大量研究结论已经证明的，运动员要拥有良好的状态，就必须保障睡眠的质和量。

不过，如果规定得过于烦琐严格，运动员反而会不愿意执行。所以，我只要求他们重视防止睡眠质量下降的基本事项。至于枕头、被褥、睡姿等细节属于个人喜好，我会交给他们自己决定。

我对他们的基本要求包括以下四个方面。

1 熬夜和早睡都不可取

尽量保持固定的就寝时间、起床时间和睡眠时长。即使偶尔睡懒觉，也要控制在 1~2 小时的范围之内。这是为了尽可能保持生物钟稳定，不给"易疲劳体质"提供可乘之机。

另外，通常入睡时间两小时之前一般是最不容易入睡的时间段，所以我也要求运动员不要过早休息。

2　周末不要打乱生物钟

如前文所述，补觉对消除疲劳没有任何帮助。我们不可能通过提前睡觉来"存下"更多的睡眠时间。

而且睡眠还有一个特点，就是"原来的规律一旦被打破就很难恢复"。

此外，一觉睡到大中午，还会打乱生物钟的节奏，对于身体恢复来说，"感到很累就比平时多睡很久"的做法反而得不偿失。

如果周末想多睡一会儿，建议一定要把时间控制在 1~2 小时之内。

3　就寝 90 分钟之前完成入浴

为了保证睡眠质量，我嘱咐运动员们进行交替浴时，要尽量避免在睡前进行。

除了交替浴，泡澡也最好在就寝时间的 90 分钟之前完成。

泡澡时，平时不容易上升的深部体温（即人体内部的温度）也会升高。深部体温的特点是"升高之后会下降到更低的温度"，在深部体温降低之后，人才会更容易入睡。

在 40 度的水中泡澡 15 分钟之后，升高的深部体温需要约 90 分钟才能降到比原来更低的水平。也就是说，泡完澡的 90 分钟之后，人才会很容易入睡。

相反，如果就寝前泡澡的话，就寝时深部体温仍处在上升阶段，很可能会睡不着觉。在这种情况下，可以考虑用淋浴代替泡澡。

4 睡前"鼓起腹部"

我在第 65 页介绍了 IAP 呼吸法对于预防疲劳的作用，此外，我还推荐大家在睡前进行 2~3 次 IAP 呼吸作为对症疗法，活动横膈膜，增加腹压。

如前文所述，横膈膜上集中分布着自律神经。睡前活动横膈膜有助于副交感神经在睡眠期间进行恢复工作，提高睡眠质量。

告别午睡信仰

日本的上班族们经常问我："听说硅谷会留出专门的时间让员工午睡充电，真是这样吗？"

大家都非常羡慕这样的制度，但就我个人的直观感受来说，硅谷公司午睡的情况其实可能未必有大家想象得那么普遍。

　　在硅谷的一流企业上班的人，每时每刻都处于激烈竞争和瞬息万变的工作环境之中，根本没有时间去放松和休息。就算公司不是黑心企业，很多人也会心甘情愿地长时间劳动，这样的现象并不罕见。

　　何况在很多公司，没有业绩就会被立即解雇，硅谷的上班族过得并没有外人想象得那么闲适和优雅。

　　这是我听到毕业生反馈的情况和目睹他们的工作状态后得出的感受。

　　每年回到日本时，我都会去大学开设讲座。讲话时总会有很多学生在台下打盹，让我深受打击。虽然我没有调查过美国所有大学的情况，但至少在斯坦福大学讲课时，我从未见过打盹儿的学生。

　　不只是学生，还有在电车上睡觉的乘客，开会时上眼皮和下眼皮打架的员工……在我看来，日本似乎比美国更适合"午睡社会"的称号。

　　但即便如此，日本仍有很多人处于疲惫不堪的状态，这也让我深切地认识到睡午觉解决不了疲劳问题。

保证睡眠时间只是最低要求

2017 年，斯坦福大学对 628 名学生运动员实施了一项未公开的睡眠调查。

在这 628 名运动员中，"从周一到周五，每天睡眠时间超过 7 小时的运动员"占 39.1%。果然只有少数人能保证 7 小时以上的充足睡眠，看起来他们都是重视睡眠、自我管理能力很强的"精英"。

我原以为与睡眠时间少于 7 小时的其余六成运动员相比，这些"睡眠优等生"的疲劳程度会低一些，但结果却大大出乎我的意料：睡眠时间超过 7 小时的运动员中，有 51% 的人长期感到疲劳。

如果把它理解为"只靠睡眠无法完全缓解疲劳"，这个结果似乎颇具讽刺意味。但换一个角度来想，我们也完全可以据此推测：睡眠时间少于 7 小时的人会感到更为疲劳。

实际上，算上睡眠时间少于 7 小时的运动员，"总是感到疲劳"的人的比例增加到了 62%。

也就是说，保证睡眠的时间只是最低要求。

在确保足够的睡眠时间的基础上，还要通过睡前 IAP 呼吸法或就寝 90 分钟前的交替浴提高睡眠的质量，这才是促进疲劳恢复的明智之举。

本章介绍了缓解疲劳症状的各种恢复法。

我们必须积极主动地管理疲劳，否则"累死了"的口头禅就会永远伴随你。请大家选择适合自己生活方式的恢复法，在感到疲劳时立刻采取行动吧。

除了"预防方法"和"恢复方法"，我还希望大家掌握饮食与疲劳的相关知识。

我们每天都要把各种食物和饮品摄入体内，不论好坏，饮食从内部形成了我们的身体，这一点毋庸置疑。

要养成抗疲劳体质，饮食也是我们必须面对的一个主题。

在接下来的第 3 章中，我将以斯坦福大学学生运动员的饮食安排为基础，介绍如何通过日常饮食来培养抗疲劳体质。

第 3 章

打造抗疲劳体质的
一流饮食法

——摄入的食物决定了你的恢复能力

斯坦福大学营养饮食法

饮食改变体质

除了运动医学中心，斯坦福大学还在 2015 年成立了由专职营养师组成的运动营养中心。

专职营养师的职责是为运动员们提供饮食方面的帮助。

比如，训练中心的免费零食货架上摆放哪些零食，就是由这些专门研究营养的专家决定的。能量棒、水果、蛋白水、坚果等，他们会严格挑选出各种食物，帮助运动员增强体能、消除疲劳。

有时他们还会根据每位运动员的具体情况，为他们准备个人专属的"零食菜单"，进行数据管理。运动员只要报上自己的编号，就能马上拿到营养师专门为他配备的饮品和零食。

比如，美式足球和篮球等项目，运动员的体格越高大和强壮越有利，所以在练习或重量训练结束后，运动员就可以领到蛋白棒、奶酪、富含蛋白质的冰沙等有利于增加肌肉量的零食和饮品。

而对越野跑等项目来说，肌肉量过多会增加用时，影响比赛成绩，所以他们会为这些运动员准备香蕉、水果干、谷类等塑身零食。

在本章中，我将挑选出斯坦福大学学生运动员饮食管理中的精华部分，介绍能有效消除疲劳的食物以及饮食方面的注意事项。

或许有的读者已经掌握了很多知识，对接下来的内容并不陌生。对于这些读者，我只有一个建议，那就是<u>不要苛求完美</u>。

不只饮食，任何事情都是如此，对自己要求过于严苛，就会形成压力，而这也会成为引发疲劳的源头。再者，一味给自己灌输过多的知识，在大脑中形成了各种条条框框，反而有可能又会因为觉得"太麻烦了"或者"根本做不到"而无法付诸实践。

总之，最重要的一点是，饮食是用来享受的。

接下来我介绍的都是最基本的要领。大家只要有个大致的了解，在生活中<u>时不时能想起来就可以了</u>。

通过饮食培养抗疲劳体质

常年负责管理八九百名学生运动员的运动医学中心于2015 年开设了运动员专用食堂。

基本上，所有运动员都要在这里解决一日三餐。食堂会根据营养师的建议，提供营养均衡的餐食，让运动员们摄入优质蛋白质（蛋白质不足会导致肌肉退化、内脏机能衰退）、碳水化合物（膳食纤维、糖分）和有助于恢复体力的维生素等。

升入高学年后，有一些学生会希望搬出宿舍，与其他人在校外合租住处。斯坦福大学也会经常请来营养师为这些学生开设美食烹饪讲座。

这是为了引导学生制作对身体有益的饭菜，防止他们由于总是吃微波炉解冻的即食速冻食品或垃圾食品而损害最重要的身体健康。读到这里，想必大家已经能体会到，饮食对于培养运动员是多么重要了。

说到底，饮食才是帮助运动员形成并维持强健体魄的根本。饮食既会影响运动员在赛场上的发挥，也能左右他们在赛后的疲劳恢复程度。

我在前文中曾经介绍过，疲劳包括大脑神经引发的疲劳和肌肉的疲劳。进一步严格细分的话，疲劳应该分成以下三种：

● 大脑神经引发的疲劳

- 肌肉的疲劳
- 内脏的疲劳

我们或许很少会感受到内脏的疲劳，但如果不加以重视，内脏的损伤也会越积越多，使人陷入疲劳的状态。

通过活动身体和采用 IAP 呼吸法，我们可以缓解大脑和肌肉的疲劳；而影响内脏，或者说导致肠胃疲劳的最主要因素则是饮食。

当然，饮食与大脑、肌肉有着密不可分的关系，所以研究饮食也是运动防护师的一项重要工作。

"吃什么？什么时候吃？怎样吃？"

为了养成完美的抗疲劳体质，我们在这三个问题上始终坚持严格管理。

运动员确保强健体魄的"早餐饮食法"

斯坦福大学的营养师主要从营养方面对需要医学帮助的运动员提供护理。

例如，女性运动员常会由于进食障碍或缺铁导致贫血。对于需要控制体重的跑步运动员，营养师也会提供细致入微的帮助，防止他们体重减轻过多。

营养师的人数有限，所以运动防护师也必须具备相关的知识，为运动员提供膳食方面的建议。

因此，我们每隔几个月就会邀请各行各业的营养师到斯坦福大学运动医学中心举行为期半天的讲座。我们也曾邀请过很多来自亚洲、欧洲的营养学家，通过这些机会获取和更新饮食方面的知识。

斯坦福大学是一所私立大学，经费十分充裕。

特别是篮球、美式足球等热门项目，队伍经常会包机去外地参赛，住宿地也往往选在希尔顿、JW 万豪等高档酒店。

从帮助运动员调节状态的角度来看，舒适的交通和住宿条件应该是好事，但在饮食方面，我们却必须注意"不能吃得太好"。

每当队伍的日程安排确定下来之后，我都会立刻联系酒店，与餐厅的负责人商讨队员入住期间的菜单。

由于我们人数较多，酒店一般都会供应自助式的早餐。我会事先指定早、午、晚三餐的所有菜品，绝不会完全放手交给酒店去操办。

对运动员来说，热量较高、脂肪较多的豪华西冷牛排不如鸡胸肉；他们也不需要香甜可口的松饼，而是更适合吃营养丰富的新鲜蔬菜和水果。维生素和蛋白质在消除疲劳的过程中扮演着无可替代的角色，所以我每次都一定会要求对方提供富含这些营养的食物。

与豪华和丰盛相比，我们更注重简约和健康。

这是顶级运动员饮食的基本原则，也是营养师和我们运动防护师一致认同的"简约方针"。

三餐中最怕不吃早餐

"你吃早餐了吗？吃了的话，都吃了些什么？"

　　我一直要求运动员每天汇报自己的早餐情况。在负责篮球队的十多年里，遇到休息日等没法当面汇报的日子，我甚至会直接要求所有运动员发邮件告诉我他们早餐都吃了哪些食物。

　　<u>吃不吃早餐、早餐吃什么，这会严重影响一整天的发挥和疲劳程度</u>，所以我才会这样要求他们。

　　不吃早餐的最大的危害是会引发血糖飙升。

　　早上空腹参加训练，运动员就会在午餐时摄入超出自己所需分量的食物。

　　人的血糖值一直会在小幅度范围内波动，但空腹后的暴饮

与疲劳如影相随的血糖飙升的危害

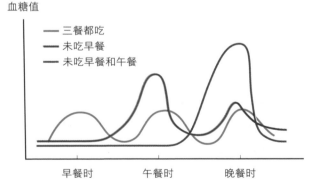

❗ 吃饭越敷衍，血糖飙升幅度越大，也越容易感到疲劳。

暴食却会导致血糖在短时间内急剧升高，之后又急剧下降。

研究发现，血糖的这种急剧升高和降低可能会诱发糖尿病和心脏病。

年轻的运动员们即使不吃早餐也不一定会很快就患上生活习惯病，但血糖值的骤升骤降还会引发困倦和疲劳的感觉，所以队里严格禁止不吃早餐。

只有早餐能补充当天的能量

不吃早餐还有一个害处，会导致体温不容易升高。

人的体温总是按照固定的规律变化，在"就寝前～睡眠期间"降低，在"起床前～清醒期间"升高。

体温原本应该在上午升高，但不吃早餐的话，体温升高的幅度就会小于吃过早餐后的升高幅度。这样一来，人就很不容易进入状态。

而且，早餐还是当天活动的能量来源。

早餐前吃的最后一顿饭是前一天的晚餐，在睡前或夜间已经被消化，用于身体的修复和维护。

因此，如果不在早上摄入当天活动所需的能量来源，我们就只能以"没电的状态"迎接上午的工作。

　　在这种状态下工作，就相当于主动邀请疲劳来到自己的身边。

　　不吃早餐的状态，就好比晚上忘了给手机充电，早上发现电池只剩了一格，却还得用它撑到中午。

　　在大脑最清醒的上午，如果不能全力以赴地投入工作，必定会给上班族带来严重的损失。

早餐的时间要固定

　　另外，早餐不是上午几点吃都可以，我建议大家尽量把吃早餐的时间固定下来。

　　和睡眠一样，按时吃早饭有助于形成规律的生活节奏，对负责恢复身体的自律神经有利。况且早上一般都没有其他安排，三餐当中，早餐应该是最容易按时完成的。

　　固定早餐的时间还有一个附带的好处，就是能让起床的时间也会随之固定下来，形成良性循环，有利于形成规律的生活节奏。

　　还有一种情况大家一定要避免，那就是早晨睡到最后一分钟，起床后急匆匆吃早餐。

在时间紧张的情况下，早餐吃得太快，也容易引发血糖飙升，造成疲劳。

为了不让疲劳一大早就找上门来，希望大家都能在固定的时间吃早餐。

"普通的"是最好的

去外地参赛期间，斯坦福大学运动队的早餐并不会包含什么特别的食物（尤其是自助餐形式的早餐）。

基本餐

- 高纤维谷物（搭配新鲜水果和低脂牛奶、豆浆或米浆。膳食纤维可以减缓血糖的上升速度）
- 低脂蛋白奶昔（加入冷冻水果）
- 高纤维吐司或贝果面包（用全麦或黑麦等做成的"棕色"面包，搭配约 1 勺花生酱）
- 蛋白棒和酸奶或 1 杯牛奶

自助形式的早餐

- 鸡蛋、培根、香肠、火腿
- 新鲜水果

- 薯饼等土豆配菜
- 燕麦粥
- 奶酪和牛奶

在早餐中加入鸡蛋和加工肉制品，与其说是为了摄取蛋白质，不如说这是美国人餐桌上的必备食物。最重要的是一定要吃早餐，所以我会安排运动员们平时经常吃的食物。

虽然土豆不太好消化，但考虑到薯饼也是美国人早餐的必备食物，所以我们也会准备。

用压扁的燕麦熬成的燕麦粥也是最常见的早餐成员，可以加入牛奶一起喝。运动员都知道燕麦粥的饱腹感很好，所以经常会喝。有机会的话，大家也试一试吧。

选择未经过热处理的奶酪

酸奶和奶酪也是美国人早餐桌上的必备品，这两种食物都属于发酵食品，可以调节肠道环境，又能补充蛋白质，可谓一举两得。

不过，再制奶酪等经过热处理的奶酪在加工时会把有益菌杀死，天然奶酪才更容易把菌类运送到肠道。

　　在发酵食品方面，日式早餐要比美式早餐更有优势。除了味噌是优质的营养食物，还有黄瓜，虽然生吃时营养价值较低，但经过米糠腌制后，维生素 B_1 的含量会更多，也能起到消除疲劳的效果。

　　此外，早上身体处于饥饿状态的顶峰，也是营养吸收率最高的时间。

　　要想从内部培养抗疲劳体质，大家不妨在早餐菜单中再加上味噌汤、纳豆、米糠酱菜等优质的发酵食品。

别让一日三餐成为疲劳的原因

诱发疲劳的"十分饱"

斯坦福大学运动医学中心还有一条硬性规定：每顿饭只能吃到八分饱。

以早餐为例，如果运动员早餐吃得太饱，上午训练时动作就会变得迟钝，所以他们自己都会控制早餐的分量。你有没有过早餐吃得特别饱的经历呢？

一旦吃到十分饱，消化就会耗费更多的时间，在早餐后和午餐后都容易感到疲倦乏力。

如果晚餐吃得过多，睡觉时肠胃还要拼命消化这些食物，就会影响到睡眠时的恢复和修复功能，整个身体都休息不好。

随时注意每餐只吃八分饱，就相当于迈出了避免疲劳、不把损伤带到第二天的第一步。

少食多餐避免空腹

运动员坚持每餐只吃八分饱，不过他们同时会相应地增加进餐的次数。

因为这样可以在训练间歇通过加餐适当补充能量，既能预防能量不足，又能消除疲劳，可以说是一举两得。

此外，<u>加餐还可以防止一次正餐吃得太饱</u>。

运动员在加餐时常吃的食物是用前面提到的营养师精心挑选的<u>坚果、谷物和水果干制成的谷物棒（标准分量为 1 根）</u>。坚果看似平淡无奇，却富含蛋白质和矿物质，营养价值非常高。

此外，我在后文中还将提到，水果也是加餐的绝佳选择。大家也可以制定一个"<u>八分饱</u>"＋"<u>感到饿时再吃坚果和水果加餐</u>"的计划，以此来预防吃得过饱带来的疲劳。

重启需要这些食物、营养和分量

蛋白质：碳水化合物 = 3：1

斯坦福大学的学生运动员的午餐，最基本的搭配是蛋白质和蔬菜沙拉。

午餐的做法通常也很简单，把火鸡的胸脯肉和烤牛肉、奶酪连同生菜和番茄一起做成三明治，这就是他们最经常吃的食物。

我总是嘱咐运动员少吃一些面包，在外就餐时，我也会要求餐厅尽量提供黑麦面包等高纤维、高营养、低糖的"棕色主食"。因为膳食纤维具有抑制血糖升高的作用。

在欧美国家的餐厅，无论主菜是红肉还是鱼，最先端上桌的都是面包，即使点了意大利面，也会带上一份面包。

然而，在主菜之前先吃糖分较多的面包，会加大血糖飙升的风险。而且，"意大利面 + 面包"的搭配中，含糖的碳水化合物太多了。去外地参赛期间，我们会事先要求酒店方不要同时提供意大利面和面包。

在每一餐中，尽量只搭配一种碳水化合物，这是运动医学中心的基本原则。

去外地参赛期间，我们甚至会在吃自助餐时暗中观察，看运动员有没有只吃面包，是否摄入了足够的蔬菜，饮食搭配营养均衡不均衡等。

要是看到巧克力曲奇等食物，我们也会马上请酒店撤下去。

不过如果每一餐都像早餐一样事无巨细地加以规定，运动员就享受不到饮食的乐趣了，吃饭也达不到放松的效果。再说，要求过于严格甚至还可能带来运动员在逆反情绪下去吃垃圾食品的风险。

于是，我们设定了一个目标，每天确保蛋白质与碳水化合物的比例达到3∶1，以此作为培养抗疲劳体质的参考标准。不用完全禁止碳水化合物，我们的方针是只要能保证至少吃到碳水化合物的2倍以上的蛋白质就行了。

从全世界范围来看，日本人的碳水化合物摄入量比较多，如果不特别提醒的话，可能很多人是按照相反的比例摄入蛋白质和碳水化合物的。

碳水化合物会全部转化为糖分，这样势必会造成糖分过多的结果。所以大家也可以试着以"大份配菜搭配小份米饭的

蛋白质与碳水化合物的摄入比例（1 天）示意图

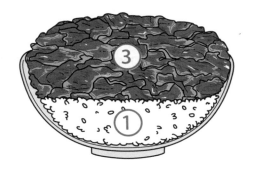

❗ 斯坦福大学运动医学中心要求运动员参考"配菜与米饭
的比例为 3∶1 的牛肉饭"摄入肉类和米饭、面包等主食。

牛肉饭"作为参考标准，调整好蛋白质和碳水化合物的均衡
比例。

用水果加餐快速补充维生素

前文曾经提到，在只吃八分饱的三顿正餐之间，可以用加
餐来满足空腹时的能量需求。

对于各位读者，我尤其推荐用水果作为加餐。

香蕉、橙子、苹果、梨，运动员在加餐时经常会吃这些水
果。他们有时还会拿起苹果或梨直接啃着吃。这些水果不用削
皮就可以直接吃，能省去很多麻烦，可能这也是它们受到运动

员喜爱的原因之一。

　　水果加餐的关键是尽可能选择保持着原有形态的食物。

　　或许有人会担心水果中的糖分对身体不好，其实从及时补充消耗掉的能量的角度来看，糖分并非有害的。只不过我们必须警惕远远超出蛋白质摄入量的碳水化合物，以及不易于消化并会增加内脏负担的过量脂肪。

　　在同样带有甜味的食物当中，水果的脂肪含量很少，因此是可以吃的。再说水果富含维生素，非常有助于消除疲劳。

风靡全球的恢复食物

　　作为晚餐的主菜，运动员常吃牛瘦肉、白色鱼肉、鸡肉等饱腹感比较好的蛋白质。

　　特别是牛瘦肉，不仅脂肪含量少，还富含左旋肉碱，这种氨基酸会对消除疲劳发挥重要作用。大蒜中的蒜氨酸形成的大蒜素也有助于消除疲劳，用大蒜来搭配烤牛肉可谓一举两得。

　　左旋肉碱还能预防肌肉疼痛，牛奶中也含有左旋肉碱，所以斯坦福大学的运动员们也经常喝牛奶。

　　白色鱼肉热量低，蛋白质含量高。我顺便告诉大家，三文鱼也可以算作白色鱼肉。

此外，鸡肉也是众所周知的低热量、高蛋白食物，尤其是鸡肝富含维生素 A，有利于维持眼睛和皮肤及黏膜的健康。而且鸡肉很容易吸收，最适合在睡觉之前的晚餐时食用。

无论是对运动员还是对普通人，从消除疲劳的角度来看，我最推荐的都是鸡肉，特别是鸡胸肉。研究证明，鸡胸肉中含有一种名为咪唑二肽的氨基酸，能够有效防止导致细胞损伤的氧化现象，抗击活性氧，消除大脑疲劳。

咪唑二肽作为疲劳恢复物质，最近几年已经受到广泛关注。

据说鸟类翅膀的根部（胸部附近）含有咪唑二肽，因此候鸟才能够不知疲倦地坚持长时间飞行。

除了鸟类，其他动物身体上经常用到的容易疲劳的部位也都含有咪唑二肽。

比如，金枪鱼是被认为"不游动就会死掉"的洄游鱼类，它游动时要不停地摆动尾鳍，尾鳍的根部附近就含有咪唑二肽；人类的大脑即使在睡眠时也仍能持续运转，大脑中也富含咪唑二肽。

鸡胸肉热量低，脂肪含量低，特别是紧挨着鸡大胸的鸡小胸脂肪含量极少。这个部位做熟以后也不会变硬发柴，口感很好，是非常适合消除疲劳的蛋白质来源。

用"棕色碳水化合物"获取 8 倍营养

此外，我想告诉大家的是，面包等碳水化合物也并非全对身体不好。

白米饭或者用精制面粉制成的面包的糖分较多，应尽量避免食用（避免白色碳水化合物），可以改用糙米和黑麦面包代替（选择棕色碳水化合物）。

我经常在运动员的沙拉中加入大量古斯米，让他们用这种有着"世界上最小的意粉"之称的食物来代替白色面包。

古斯米不仅含有丰富的膳食纤维，还含有钙和镁等矿物质。

镁可以强健骨骼和牙齿，此外还具有缓解压力、促进代谢的作用，是调节身体状态的好帮手。

除了古斯米，我还会鼓励运动员积极摄入杂粮。

对人体来说，藜麦、籽粒苋、紫穗稗、黍米等杂粮都是优质的状态调节食物。我推荐运动员把这类杂粮拌到沙拉里，将它们融入日常的膳食中。我负责的男子篮球队的运动员们个个都说自己越来越爱吃杂粮了。

杂粮富含膳食纤维和维生素，对于抑制血糖升高和缓解内脏疲劳能够起到重要的辅助作用。

藜麦中的膳食纤维约为白米饭的 8 倍。此外，藜麦中蛋白质、钾、钙、镁、铁等身体不可或缺的营养物质的含量也是白米的 2~8 倍，可以说是当之无愧的超级优质食物。

黍米富含维生素 B_1，可以消除肌肉疲劳，还能补充消除疲劳所必需的钾和镁。

籽粒苋中含有促进能量代谢所必需的氨基酸，有助于形成强健的骨骼和肌肉。

杂粮因入选美国国家航空航天局的宇宙餐候选食物和超模食谱而广为人知，但如果认为这些都是特殊的保健食品或者只有讲究美容和抗衰老的人才会吃，就有些可惜了。

无论是经常会感到疲劳的人，还是希望培养抗疲劳体质的人，大家都可以积极食用杂粮，以期收到抗疲劳的功效。

在午餐摄入最大量蔬菜

蔬菜中富含多种维生素，有助于消除疲劳，还能促进消化。

斯坦福大学的学生运动员经常会在午餐时吃蔬菜沙拉。

很多运动员每天吃饭的次数超过三次，在午餐前已经吃过两次饭的情况也很常见，有的人会为了为下午 3 点开始的午后训练做准备，还会在 2 点多再吃一次加餐。所以很多运动员愿意在午餐时选择易于消化、用餐时间短又营养丰富的沙拉作为主要食物。

普通人实行一日多餐计划时，也可以仿效运动员，在午餐时集中摄入大量蔬菜沙拉。从补充营养和易于消化的角度来看，沙拉午餐都非常值得推荐。

去外地比赛期间，我总会要求酒店在早、午、晚三餐都一定要准备羽衣甘蓝、菠菜等叶菜以及南瓜、西蓝花、胡萝卜、彩椒等黄绿色蔬菜。经过观察，我发现还是午餐时蔬菜的消耗量最大。

加工越多，营养流失越多

斯坦福大学的蔬菜吧会提供种类丰富的蔬菜，不过在日本人看来，斯坦福大学或者美国其他地方的蔬菜吧可能都会有一点让人感到困惑不解。

主要有两个原因。

第一个是，绝大部分蔬菜都是生的。

就连日本人认为理应焯熟以后才能吃的西蓝花和花椰菜也是生的。切成薄片的白菇是生的，南瓜和彩椒也是只切成了片或者丝，不经加热直接食用。

有一些肉菜会用煮熟的菠菜做配菜，但他们也常把生菠菜直接放进沙拉里吃，这恐怕当属美国特色了吧。最近，日本似乎也能在市面上买到可直接做成沙拉生吃的无涩味菠菜了。

第二个原因是，所有蔬菜都不会像在日本一样经过精心的处理。

在美国的蔬菜吧里，无论是菠菜还是芹菜，都只是简单地切成大段，而不像日本那样精心烹饪。这里的菠菜中经常掺杂着菠菜根，芹菜的茎和叶一般也是混在一起的。

这样的沙拉看上去就像做饭的人偷懒图省事，但其实这才是适合培养抗疲劳体质的烹调方法。

西蓝花和花椰菜中含有丰富的维生素 C，有助于提高身体的抗压能力，焯水的过程会导致大部分营养物质流失，因此生着吃的营养价值会更高。

此外，菠菜根部的营养价值很高，芹菜叶里富含有助于消除疲劳的 B 族维生素，膳食纤维含量也很高。

沙拉都少不了番茄。番茄含有鲜味成分谷氨酸，具有促进损伤修复和帮助消化的功能。

大家不妨效仿美国式的蔬菜处理方式，做沙拉的时候也"偷偷懒"。

为了养成抗疲劳体质，我推荐切一切、洗一洗就直接端上桌的超级省事儿沙拉。这样做不仅能节省做菜的时间，还能提高营养摄入的效率。

抗疲劳运动员最怕"疲劳餐"

毒素比良药扩散得更快

在饮食方面，我注意到一点，就是吃了有害食物之后，很快就会对身体造成损害，带来疲劳和倦怠的感觉。

不过遗憾的是，我们为了帮助身体消除疲劳而摄取食物，却不能决定它们被用到何处。食物的用途取决于身体，而不是我们的意志。

我们很难立刻体会到通过饮食迅速消除疲劳的效果，因此很容易中途放弃良好的抗疲劳饮食习惯。这也是抗疲劳饮食法的一个难题。

而且最麻烦的是，我们感觉不到有助于消除疲劳的食物马上见效，但助长疲劳的饮食却能立刻以"疲劳感"的形式体现出来。

因为这些食物会加重肠胃的负担，直接导致内脏陷入疲劳状态。

你有过吃了油腻的油炸食品，感到反胃，第二天浑身乏力的经历吗？这种感受便是肠胃负担过重，使内脏陷入了疲劳状态的证据。

对于饮料更要警惕。比起食物，人体对饮料的消化和吸收的速度更快，一些饮料很容易产生疲劳感。

还有一个大家都很容易落入的陷阱，就是如果听从身体的愿望，想吃什么就吃什么，也很有可能会助长疲劳。

比如感到疲惫时，经常会有人想吃点"带咸味的东西"。

但日本人常吃味噌汤、酱油等高盐食物，平时的盐分摄入量就已经很大了。如果在此基础上再摄入更多的盐分，只会进一步加重肠胃的负担。

今天吃的食物可能会破坏你明天的状态。

希望大家务必牢记这一点。

这种早餐一定要杜绝

我在前文中曾提到吃早餐的重要意义，不过有一类早餐是我不推荐的，那就是甜食类早餐。

我经常提醒运动员们："早上千万不要吃甜食！""甜食早餐有害！"

法式吐司和松饼是典型的甜食类早餐，最近一些年在日本好像也很流行。幸而在我不厌其烦的叮嘱下，已经有很多选手不会在早餐时吃这两种食物了。

甜食类早餐的主要成分几乎全是糖，很容易引发血糖飙升。吃了这样的早餐，会让人以十分容易疲劳的状态迎接一天的工作和生活。

此外，这种早餐也很容易一不小心就吃过量，妨碍其他必需的营养成分的摄入。

在运动员中，也有一些人喜欢吃法式吐司或松饼。我虽然不会严厉地禁止，但会建议他们至少不要再撒上枫糖浆或粉糖了。或者也可以把糖浆单独放在一边，就像我们吃刺身配酱油一样，吃的时候只蘸一点点就行了。

至于挤成小山形状的奶油就更不用说了，这种东西当然不适合要在赛场上作战的勇士。

点心会导致维生素流失

我在前文中还提到过加餐推荐吃水果，同时加餐时也要避免人造甜食。

　　点心、蛋糕、冰激凌等零食不含维生素、矿物质等促进疲劳消除的成分，糖分和脂肪含量也很高，斯坦福大学的学生运动员们都十分清楚这一点，所以基本不会去碰这类食物。

　　此外，吃点心还会带来一个可怕的后果，就是<u>会消耗体内的维生素</u>，所以我把点心列为"疲劳食物"，严禁运动员食用。

给思维做减法

　　做到严格控制饮食很不容易，不过我们可以掌握最基本的原则，在考虑今天吃什么的时候作为参考。

　　我在下面的表里列出了能有效缓解疲劳的营养物质和富含这些物质的食物，供大家参考。

【蛋白质】

- 左旋肉碱（牛瘦肉、羊肉、牛奶）
- 赖氨酸（乳制品、猪肉、拟沙丁鱼、三文鱼）
- 咪唑二肽（鸡胸肉、金枪鱼、鲣鱼）
- 谷氨酸（番茄、海藻类、白菜）

【维生素】（维生素容易在加热过程中遭到破坏，需要注意。）

- 维生素 A（鸡肝、鳗鱼肝、鸡肉）

- B 族维生素（猪肉、黍米、菠菜、芹菜）

- 维生素 C（西蓝花、柠檬、花椰菜）

【矿物质】

- 钾（藜麦、香蕉）

- 镁（海藻类、藜麦、黍米、坚果）

【其他】

- 蒜氨酸（大蒜）

最理想的做法是在每天的饮食中均衡摄入以上所有营养物质，如果条件不允许的话，也可以牢记"少吃油腻的食物和甜食""尽量每天摄入不同种类的食物""蛋白质和维生素有助于消除疲劳"，只要能做到这几点，就可以轻松地远离"疲劳饮食"了。

饮料不利于消除疲劳

1 瓶饮料相当于 10 勺糖

和食物一样需要注意，或者说比食物更需要加倍警惕的是饮料。

饮料比食物更容易获取，无须烹饪，随时随地都能喝，非常方便。正因如此，一旦掉以轻心，我们就有可能把"疲劳的源头"不断地喝进身体里。

斯坦福大学的运动员们基本都不会喝碳酸饮料。

这种饮料的问题在于含有大量的糖分。有研究发现，1 瓶碳酸饮料含有相当于满满 10 茶勺的糖，只喝 1 瓶，就会超出每日标准糖摄入量。

不同厂家的碳酸饮料，含糖量可能会有些许不同，但如前文所述，饮料的成分会被人体迅速吸收，所以极易引发血糖飙升。

在运动之后或者炎炎夏日，大家或许都会忍不住想喝点甜爽解渴的碳酸饮料，但在我看来，甜甜的碳酸饮料是不折不扣的危险饮品，会诱发疲劳和肥胖。

水以外的饮料别超过 1 杯

我在下一章中还会提到，及时补充水分也是消除疲劳所必需养成的习惯。运动员们补充水分基本都是喝白水。

去外地参赛期间，如果需要酒店提供饮品，我会要求除了水之外，只准备冰红茶和柠檬水就可以了。同时我还会反复叮嘱酒店，"如果有学生点了柠檬水，请不要给他们续杯"。

美国的柠檬水一般不含碳酸，大多数都是用鲜榨柠檬汁搭配蜂蜜或少量白糖调味，然后兑水制成的。

柠檬中的维生素 C 有助于消除疲劳，如果实在喜欢碳酸的刺激口感，可以用碳酸水兑柠檬汁来喝。

总之，我的结论是，"想养成抗疲劳体质，一定要控制饮料中的糖分""拒绝碳酸饮料""可以喝两杯以上的，原则上只有水"，这样才不会因为喝饮料引起疲劳。

酒：水 = 1 : 1

每次谈到有关疲劳的话题，无论是在日本还是在美国，都常会有人问我这样一个问题：

"下班回家后，想喝点酒放松一下，可有时一不小心喝过了头，反而感觉更累了……有什么办法既能喝得开心又不会带来疲劳呢?"

在斯坦福大学所在的加利福尼亚州,当地法律的规定是年满 21 岁方可饮酒。加上我在大学里工作,所以大前提就是禁止学生运动员喝酒,不过他们原本也基本都是滴酒不沾的。

有一次,我曾经看到一名已经年满 21 岁的运动员在出席正式宴会时,手中拿着一杯红酒。不过,他的杯子里的红酒一直没有减少,看样子是并没有喝。

这个要求看似很严苛,但在我看来,通过喝酒的方法很难消除疲劳。即便喝酒有效果,应该主要也是缓解压力、调节心情等精神层面的效果。而万一喝酒过量,就连这点效果也达不到了。

要想避免饮酒危害身体,关键是不要用喝酒的方式来消除疲劳,遇到必须喝酒的场合,要注意适量,喝酒的同时可以喝等量的水。

在喝酒的同时喝等量的水,就能在不知不觉中控制住饮酒的量了。

科学界褒贬不一的能量饮料

最后说一说能量饮料，在谈到预防疲劳的方法时，总是少不了这个的话题。

无论是在日本，还是在美国，都有很多人希望能快速解决疲劳和睡眠不足的问题。现在市面上能看到种类繁多的能量饮料，不过同一个厂家生产的同一个名称的能量饮料，在美国的成分却可能与在日本的成分不同。

尤其是发源于美国的能量饮料，如今在日本似乎很受欢迎，但很多时候在美国销售时含有的一些成分在日本销售时却没有，难免让人怀疑这样的饮料是否会真的有效。

例如，在日本和美国均有销售某种饮料，在美国销售时含有牛磺酸，但在日本销售时却不含牛磺酸。

在日本，只有"医药部外品"[1]允许含有合成牛磺酸。也就是说，日本的法律禁止在作为饮料销售的能量饮料中加入牛磺酸成分。

顺便告诉大家，鱿鱼、章鱼、鳗鱼等很多日本常见的食物中均富含牛磺酸，很多人认为这些东西具有消除疲劳的功效。

1　医药部外品：日本药品、医疗器械相关法规规定的介于药品与化妆品之间的分类，特指对人体作用比较温和的非器械用品。

日本的功能饮料也常以"含有××克牛磺酸"作为卖点，给人的印象是牛磺酸含量越多，效果就会越好。

不过奇怪的是，在美国，无论是经常健身的人，还是职业运动员，并不会刻意摄入牛磺酸。而且也有人认为"并没有临床数据或论文显示牛磺酸对健康人具有缓解疲劳的作用"，甚至还有报告指出"向实验动物投喂牛磺酸，反而会导致其活动量受限"。

我个人认为，无论是含有牛磺酸的功能饮料，还是在日本和美国销售的能量饮料，或许实际上都不会有那么显著的效果，让人感到"饮用后疲劳立即一扫而空""疲劳去无踪，表现更出色"。

过量饮用致死的事例

还有一点希望大家一定要注意，每瓶能量饮料中会含有约 100 毫克~150 毫克的咖啡因，过量饮用会导致咖啡因中毒，严重者甚至可能致死。

2015 年 5 月，有一名 20 多岁的男子因长期饮用能量饮料死亡。该男子从事的工作需要倒班，他为了在上夜班时保持清醒，常喝能量饮料，最终因过量饮用能量饮料引发咖啡因中毒去世。

欧洲食品安全局公布的咖啡因建议摄入量为（成人）每日不超过 400 毫克，每次摄入量不超过 200 毫克。

换算成咖啡的话，400 毫克咖啡因大约相当于 4~5 杯。

当我们为了抵御困意而喝咖啡时，一定要小心咖啡因摄入过量。

斯坦福大学体育队禁止饮用碳酸饮料，偶尔会有运动员在比赛前偷偷地喝一点能量饮料。不过，我认为他们这样做只是为了给自己带来一种心理上的安慰。

运动员们竭尽全力去参加训练，注重科学的饮食和睡眠，还会反复观看和琢磨教练为他们找来的实战录像。他们付出最大的努力，完成一切该做的和能做的准备。

即便如此，运动员在比赛前还是会感到不安。我想他们是为了坚定必胜的信心，才把能量饮料当作最后一个手段。

我认为对上班族来说，能量饮料不妨也可以视为一种"心理安慰"。

与依赖能量饮料相比，我们首先应该在自己力所能及的范围实行疲劳预防法、疲劳消除法和抗疲劳饮食法，这些才是养

第 3 章介绍的"抗疲劳饮食法"概念示意图

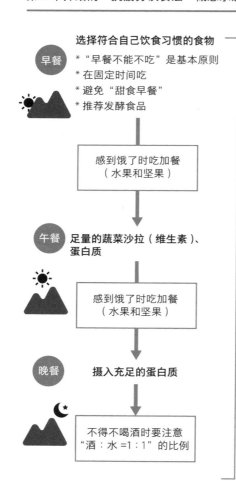

选择符合自己饮食习惯的食物

早餐
* "早餐不能不吃"是基本原则
* 在固定时间吃
* 避免"甜食早餐"
* 推荐发酵食品

感到饿了时吃加餐
（水果和坚果）

午餐　足量的蔬菜沙拉（维生素）、
蛋白质

感到饿了时吃加餐
（水果和坚果）

晚餐　摄入充足的蛋白质

不得不喝酒时要注意
"酒：水 =1：1"的比例

在一整天的饮食中 ——

● 每顿都只吃八分饱

● 有意识地摄入维生素和
蛋白质

● 碳水化合物方面，棕色
要好于白色

● 参考"蛋白质：碳水化
合物 =3：1"的比例

成并维持抗疲劳体质的最有效、最可靠的途径。

不要轻易相信保健食品和能量饮料，而是要不断提高培养抗疲劳体质的技能。今后的时代号称"人生百年时代"，因此我们更需要疲劳管理方面的技巧。

第 **4** 章

斯坦福式
高强度工作法

——要努力拼搏，更要把疲劳控制在最少

高强度工作者需要"不疲劳的清醒战略"

减少损耗的同时全力工作

作为全书的总结，第 4 章将介绍"高强度工作法"，帮助大家在全身心投入繁忙工作的同时，将疲劳损伤控制在最低限度。

这套方案是我根据相关的运动医学知识和作为运动防护师的实际经验总结出来的，相当于培养抗疲劳体质理论在日常生活中的应用。

我们无法彻底消除疲劳，总会有些格外忙碌的日子，使我们不可避免地陷入疲劳状态。这是每个人都不得不面对的现实问题。

不过也不必认为我们面对疲劳毫无办法，从而放弃和它抗争。日常生活中，有一些动作每天都要重复成百上千次。只要在做这些"基本动作"时，尽量采用不对身体造成负担的形式，就能从总量上控制身体受到的损伤，也可以防止疲劳积累到总是恢复不过来的程度。

　　"高强度工作法"能将损耗减少至最低限度，以便人们在白天最大限度地投入工作。后面就来介绍如何采用这种方法，将所有日常动作带来的疲劳控制在最低程度。

时刻疲劳，或者时刻不疲劳

　　我在前文中也多次提到，疲劳源自多余的动作和别扭且费力的姿势。

　　有时我们以为自己一动也没动，但身体其实并非处于完全静止状态。我们每时每刻都在做着某些动作。

　　为工作四处奔走时自然会伴随"走"的动作，上下班的路上也有"上下楼梯"或"站在电车里"等动作。

　　就算一直坐办公桌前伏案工作，也并非没有动。维持固定的姿势也需要用到相应的肌肉，这样的人其实一直在做"坐"的动作。

　　穿戴打扮、行走移动、简单地收拾整理或处理杂务、如厕、洗澡……在日常生活中，我们无时无刻不在做着某种动作，而且也总是处于重力的影响之下。

　　因此，我会告诉斯坦福大学的学生运动员们，无论是在训练时，还是在日常生活中，都要正确地使用身体，也就是不要让身体陷入疲劳状态。

这也是他们既能完成高强度训练，又能将损伤控制在最小范围，实现文体双修的秘诀之一。

提倡正确姿势的 "X 理论"

为了让大家掌握不疲劳的日常动作，我想从抗疲劳的基本姿势说起。

在了解基本姿势之前，我先向大家介绍一项有关人体姿势的理论——交叉综合征（crossed syndrome）。这个理论是由前文提及的布拉格学院提出的，我在本书中将其简化称为"X 肌"。

可能大家听到"X 肌"，感到有些摸不着头脑。为了弄懂其具体内容，让我们先来大致了解一下肌肉的特性。

我们在进行屈臂、伸臂等动作时，使用的主要肌肉是"主动肌"，在主动肌的带动下放松和伸展的肌肉叫作"拮抗肌"。

大部分肌肉都是成对存在的。通常，在某块肌肉收缩时，与其相对应的肌肉就会放松。

例如屈臂使肌肉隆起时，肱二头肌作为主动肌收缩。此时，与肱二头肌相对应的肱三头肌就是"拮抗肌"，处于松弛伸展状态。

肌肉的"搭档"位于骨骼的另一侧

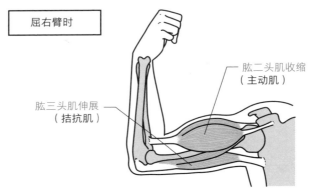

屈右臂时

肱二头肌收缩
（主动肌）

肱三头肌伸展
（拮抗肌）

❗ 一对肌肉进行相反的运动，我们才能完成动作。

　　不过，拮抗肌并不只是松弛不动的，它还肩负着防止主动肌过度收缩的任务。

　　此外，任何一块肌肉都不会总是"主动肌"或"拮抗肌"。

　　例如，伸展手臂时，各肌肉就会发挥与屈臂时相反的作用。此时，肱三头肌是主动肌，肱二头肌是拮抗肌。

　　绝大部分彼此对应的主动肌和拮抗肌都对称分布在骨骼或关节的两侧，这也是它们的一个重要特征。

"变形的 X"会导致疲劳

　　人体的骨骼和肌肉基本都是左右对称的。虽然心脏在左，肝脏在右，左右两侧的内脏的大小和位置有所不同，但骨骼和肌肉的位置生来就是左右对称的。

"主动肌与拮抗肌""左右对称的骨骼和肌肉"的存在告诉我们，<u>身体通过各种形式实现了平衡时，才是正确的姿态</u>。

但是，人体中有一个肌肉群很容易失去平衡，并会直接导致疲劳。它就是"X 肌"。

X 肌指下述 A、B 两条线相交叉的状态。这两条线交叉的形状就像英文字母 X，因此 A、B 交叉的状态的正式名称叫作"交叉综合征"。

A：鼻尖与肩胛骨在背部最突出的点之间的连线

B：颈部与肩部在后背的交界处与乳头偏上位置之间的连线

从侧面看，这两条相交的线便会形成如下页图所示的 X 形。

<u>AB 线相交原本会形成一个端正的 X 形，这是不会导致疲劳的正确姿势</u>。但如果身体长期保持前倾的姿势，或者一直处于腰椎前凸的状态，端正的 X 就会变形。

"X" 每时每刻都在左右你的疲劳程度

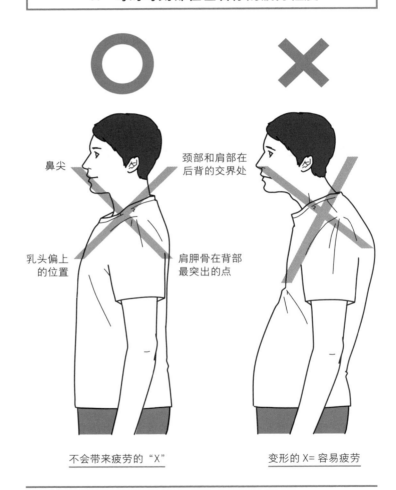

鼻尖

颈部和肩部在
后背的交界处

乳头偏上
的位置

肩胛骨在背部
最突出的点

不会带来疲劳的"X"

变形的 X= 容易疲劳

这样一来，就会出现 A 线两端的肌肉收缩，B 线两端肌肉伸长的情况，导致上半身失衡，形成错误的姿势。

也就是说，端正的 X 形遭到破坏，会使部分肌肉处于紧张状态，持续对身体的某些部位造成负担，或者导致身体变形，形成容易疲劳的姿势。

只有 A、B 两条线的两端均没有过度收缩或伸展，X 处于中心位置，才是不易疲劳的基本姿势。

耳朵和肩部保持一条直线

X 肌在身体内部，平时我们自己很难感觉到。那么，如何确认"X 肌"是否位于中心位置呢？

不必担心。想知道 X 肌是否处于正常状态，只要观察耳朵和肩膀的位置就可以了。你在自然站立或坐着时，耳朵与肩部处在什么位置呢？耳朵会比肩部更靠前吗？

如果是这样的话，那么很遗憾，很有可能在睡眠以外的时间里，你都一直处于容易导致疲劳的身体姿势。恐怕你经常弓着背部（从胸椎到腰椎），或者你的腰椎是向前凸的。

X 肌处于正常状态时，"耳朵与肩部会保持在一条直线上，而且这直线是与地面垂直的"。

"耳肩连线"与地面垂直

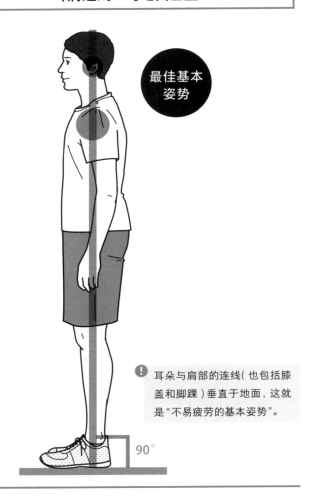

最佳基本姿势

❗ 耳朵与肩部的连线（也包括膝盖和脚踝）垂直于地面，这就是"不易疲劳的基本姿势"。

90°

不用过度在意鼻尖和肩胛骨的位置。

只要注意身体从侧面看能保持一条直线，X 肌就会回到中心位置，形成对身体负担较小的基本姿势。

<u>在一整天的繁忙工作中，无论做什么动作，都要尽可能让耳朵与肩部保持在一条直线上。</u>这就是高强度工作法的基本姿势。

日常生活中的抗疲劳姿势

抗疲劳站姿

下面将介绍如何在进行站、坐和行走等日常生活中的各种动作时，尽量不给身体造成损伤。

先从抗疲劳的站姿说起。

你知道吗？当我们站着等人或者站在电车里时，身体的中心一般都是在右腿上的。

这是因为横膈膜的左右结构不对称，所以人总会下意识地依赖更厚更宽的右侧。

除非我们有意识地纠正，否则整个体重一直都是由身体的右侧承担的。

因此，我建议大家在站立时，以腰椎最突出的位置为中心，向左右两侧轻轻摇摆，缓慢地移动重心。

这个动作可以缩短一直由右侧承担体重的时间，分散身体的负担。只要轻轻地摇摆就可以，所以等人或乘车时，这样做也不会显得不自然。

抗疲劳站姿

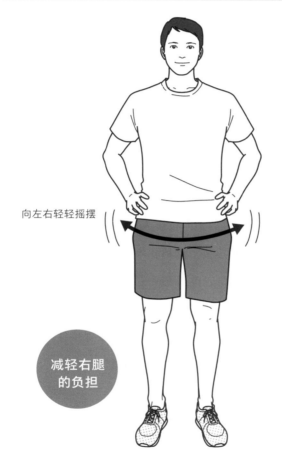

向左右轻轻摇摆

减轻右腿
的负担

通过向左右两侧轻轻摇摆，可以克服体内的左右差异，防止损伤积累！

抗疲劳坐姿

其次是坐姿。坐着时喜欢跷二郎腿的人，很可能身体的平衡遭到了破坏。

比如有些人的身体是偏向右侧的，为了弥补这种变形，他们的大脑（中枢神经）就会发出"跷起左腿"的指令，试图重新找回平衡。然而这样做也于事无补，不断重复这个动作，还会让身体的平衡状态更加恶化。

还有，想必大家也都听到过，坐着时身体不要向前倾。

这个说法本身是对的，但很多人由于太注意这一点，反而形成了过于向后仰的坐姿。这种姿势也会导致身体的中轴偏移，给身体造成负担。

正确坐姿的要点与基本姿势相同，也是要保持耳朵与肩部位于一条直线上。大家坐着时，也应当留意这条直线。

在此基础上，我建议大家有意识地收拢肩胛骨，下巴沿水平方向向后收。这个姿势可以有效地预防肩部酸痛。

收拢肩胛骨时，肩胛骨周围的斜方肌下束处于收缩状态，肩部周围的斜方肌上束便会随之处于放松状态。

抗疲劳坐姿

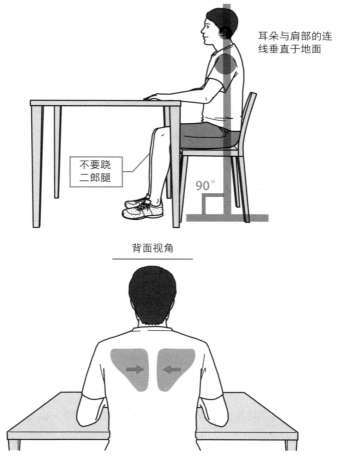

耳朵与肩部的连线垂直于地面

不要跷二郎腿

90°

背面视角

将肩胛骨向背后收拢到中心位置，可以有效预防肩部酸痛，进一步优化坐姿！

我们专注于案头工作时，肩部周围的斜方肌上束会一直处于收缩状态，而与其相对的肩胛骨周围的斜方肌下束一直处于伸长的状态。

长期保持这个姿势会导致肩胛骨松弛，形成驼背，而肩部周围肌肉一直处于紧张状态，会导致肩部酸痛。收拢肩胛骨可以促使肌肉进行反向运动，预防肩部酸痛。

不仅如此，斜方肌上束放松后，<u>颈部的倾斜也会得到纠正</u>，<u>有利于头和颈部回到正确的位置</u>。

很多容易疲劳的人的脖子都是向前探着的。这种状态下，向前倾斜的头部完全依靠颈部支撑。成年人的头很重，约有 5 公斤，势必会导致身体前倾。

总体来看，多数肩部酸痛都是肩胛骨的问题导致的。只要掌握正确的坐姿，就可以轻松预防肩部的酸痛。

每半小时开启"足底解毒装置"

长时间保持坐姿，会导致下半身的血流滞缓，引发肿胀和疲劳。严重时甚至有可能使淤积形成血栓，也就是人们通常所说的经济舱综合征的初期阶段。

　　此外，分布在膝盖后侧的淋巴结负责处理遍布身体各个部位的淋巴管收集到的废弃物，久坐会导致淋巴结的功能降低，使废弃物滞留在体内。

　　如此一来，必然会导致全身出现倦怠感。

　　从预防久坐疲劳的角度来看，最理想的做法是每隔 30 分钟就站起来活动一下身体，在会议等不能站起来或不方便做太过明显的动作时，可以进行第 95 页介绍的脚点地运动，每 30 分钟做一组。

　　这个动作能促进小腿血流畅通，消除淋巴结滞缓，减轻久坐的危害。

抗疲劳走路姿势

　　日本厚生劳动省公布的"2016 年国民健康营养调查"结果显示，日本人平均每天行走的步数为男性 6 984 步，女性 6 029 步。

　　对于没有时间运动的人来说，只要用正确的姿势完成这 6 000 多次的"走路"动作，也相当于做了很好的健身锻炼了。

　　对于需要在工作中来回走动的上班族来说，是否掌握不易疲劳的走路姿势还关系到第二天的疲劳程度和工作状态。

此外，还有研究认为，每天光是走路就会给足部造成约 500 吨的负荷。

每天都要承受 6 000 余次的巨大负荷，如果走路的姿势容易引起疲劳，身体势必会一直处于疲劳的状态。

因此，我推荐大家牢记以下的正确的走路姿势。

- 步幅约为自己脚长的 2 倍。人们在疲劳时，步幅很容易变小，这种时候更要注意保持固定的步幅。
- 走路时收拢肩胛骨，让耳朵与肩部保持一条直线。
- 有意识地按照①脚跟 ②脚外侧 ③脚尖（拇指一侧）的顺序着地。

人在感到疲惫时，经常会脚尖先着地走路，这正是 X 肌已经变形的证据。

以身体前倾，双脚交叉（右脚在左侧着地，左脚在右侧着地）的姿势走路，X 肌的变形就会愈发严重，导致身体更加前倾。上了年纪的人这样走路还很容易跌倒，所以建议大家有意识地先用脚跟稳稳地着地，让身体养成正确的习惯。

脚底的正确着地顺序

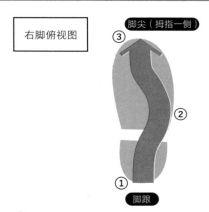

按照①②③的顺序依次着地，从脚跟向外侧画一条弧线。

用整个脚底同时着地的走路姿势会使脚底的弓形结构（足弓）塌陷，引发足底筋膜炎等炎症。这种走路姿势导致整个足底直接承受来自地面的反作用力，难以形成缓冲，会给足部造成损伤。

所以大家走路时，请务必留意脚底着地的顺序。

脚跟先着地，即便只做到这一点，也可以显著减轻脚部的负担。

利用拉环减少通勤的疲劳

在美国，出行主要靠开车。我偶尔从美国回到日本，就会感觉拥挤的电车很容易让人疲劳。

日本首都圈的平均通勤时间约为 1 小时，大多数人上下班都要坐电车。

曾有日本的上班族问我：在电车上是站着好还是坐着好？想减少疲劳和压力的话，自然是<u>坐着更好</u>。

不过虽说如此，在上下班的高峰时段，很多人却不得不面对"想坐也没有座位"的现实。那么怎样才能缓解通勤带来的疲劳呢？下面我就介绍几个窍门。

● 双手握拉环

<u>最理想的状态是用两个拉环，每只手各拉着一个。</u>

如果电车上没有这么大的空间，可以站在一个拉环的正下方，用双手握住拉环。用力向下拉着拉环，使身体保持稳定。

然后再采用抗疲劳站姿，以腰部为中心，轻轻向左右两侧摇摆身体。

条件允许的话，还可以时不时向上提起脚跟，这样有助于减轻脚部的疲劳。

　　用双手握拉环，可以确保身体不会偏向一侧，加上车厢的晃动，可以巧妙地将负荷分散到身体两侧。

● **左右手交替握拉环**

　　如果一定要用单手握拉环（或者只能这样做的时候），可以每隔一站地轮换一次，用左手和右手轮流握着拉环。

　　这样也可以借助车厢的晃动避免体重都落在身体一侧。

　　无论用双手还是用单手，握拉环的同时不要忘了尽可能让耳朵与肩部保持一条直线的基本姿势。

　　遇到无法握拉环的情况时，可以让耳朵与肩部保持在一条直线上，尽可能鼓起腹部呼吸，增加腹压，以维持身体的稳定。

玩手机时间最小化，减少疲劳

　　有不少人会在上下班的路上用一只手握着拉环，用另一只手玩手机。对于这样的人来说，要想尽可能减轻疲劳，最好的方法就是挺直腰板，用左手和右手轮流拿手机，并且把手机举到脸部的正前方与视线平行的位置……

　　这样想来，从疲劳管理的角度来看，不要在拥挤的通勤电车里看手机或许才是最好的选择。

实际上，大多数人看手机时视线都是朝下的，这与耳朵与肩部保持一条直线的状态相差甚远。

如果你在车厢里看到有人在看手机，也不妨观察一下他们的姿势。他们往往都是低着头，导致下巴内收，颈部弯曲，耳朵朝向前方，肩胛骨周围是完全展开的。这是典型的容易导致疲劳的姿势。

查看手机时，耳朵与肩部会不由自主地偏离正确的位置，因此我们要有意识地让耳朵与肩部保持在一条直线上。

看手机时间太长，还会导致上半身长时间前倾，这是危险状态，相当于主动选择了让自己陷入疲劳。为了避免这种情况，建议大家一定要尽最大努力缩短玩手机的时间。

无论做什么动作，要点都是：①尽可能避免身体倾斜；②保持耳朵与肩部在正确的位置；③收拢肩胛骨，伸展颈部；④缩短玩手机的时间。

希望大家在日常生活中都尽可能地注意这四点。

抗疲劳整理收纳法

日常生活中，我们还经常需要做拿起或搬运重物的动作。

用错误的方法搬运重物，会给身体造成不必要的负荷，也是导致腰痛、腰扭伤等常见病痛的原因。腰部问题是人体机能低下的警示灯，当我们感到腰痛时，多数情况下是身体的其他部位也出现了损伤。

拿起或放下物体时，如果不能协调地调动腰部、髋关节和躯干的肌肉，就会给身体的多个部位带来过量的负担。

人类的肌肉其实更擅长"拿起"的动作。放下物体时，肌肉承受的负荷相当于拿起同一个物体时的三倍。

考虑到肌肉的这个特点，我们不要费力地把很重的东西放到太高的地方，而应该尽量把它放在较低的位置，避免从高处取放重物，这样才能减轻对身体的损伤。

抗疲劳搬运重物法

还有，在需要搬起重物时，不要弯腰把物体直接搬起来，否则会给腰部造成过大负担。

防止腰部积蓄疲劳的窍门是：不要弯腰，而是保持腰部挺直的状态，屈膝拿起物体；不要只靠腕力，而应采用 IAP 呼吸法（＝鼓起腹部）增加腹压，然后伸直膝盖，腰部保持直立的同时向上移动，顺势将物体搬起来。

无论是从低处够取物体，还是搬运重物，都要牢记绝对不要弯腰。

这类动作需要正确弯曲髋关节，通过股四头肌（大腿前侧的肌肉群）用力，才能避免腰部承受全部负担。

然而，脚腕关节僵硬、髋关节活动范围较小或者大腿肌肉较弱的人在搬运物体时，往往试图用腰部去弥补这些不足，导致伤到腰部。

这样的人需要搬起物体时，不妨采用 IAP 呼吸法增加腹压，用稳固的躯干和脊柱辅助股四头肌屈伸。这样就能更轻松地搬起物体，减轻腰部的负担。

不仅如此，增高腹压还能让搬重物的过程更加轻松。在需要搬起大件物品时，请务必尝试一下。

多喝水能确保细胞、大脑和肌肉的良好状态

关于如何避免在日常生活中一直处于疲劳状态，最后我想谈一谈对人的生存不可或缺的"水分"。

有些人工作起来忙得连吃饭和喝水都顾不上，也许他们以为自己正在开足马力，但其实很难保证工作效率。

抗疲劳搬运重物法

A 损伤较小的方法

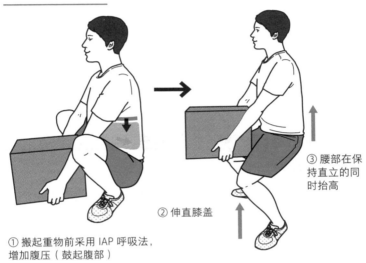

③ 腰部在保持直立的同时抬高

② 伸直膝盖

① 搬起重物前采用 IAP 呼吸法，增加腹压（鼓起腹部）

B 损伤较大的方法

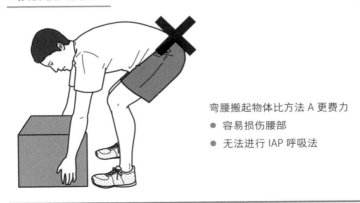

弯腰搬起物体比方法 A 更费力

● 容易损伤腰部

● 无法进行 IAP 呼吸法

尤其是及时补充水分非常重要，希望大家尽量不要忽视这项"身体的维护作业"。

对运动员来说，每天基本上都要喝 6~8 杯水。1 杯水差不多 180 毫升，所以每天摄入大约 1.5 升水。人每天会出约 1 升的汗，至少需要把这部分水分流失补回来。

此外，人体 70% 都是水分，要维持细胞的正常活动，补充水分是必不可少的。

如果你不想一直处于疲劳状态，就要保证血液畅通，将身体进行各种活动所需要的能量和氧气输送给细胞和肌肉。血液中含有水分，与水分较少的黏稠血液相比，水分较多的血液流动起来自然会更加畅通。

大脑的运转也需要血液输送营养。如果水分不足，血流滞缓，大脑得不到足够的养分，活动就会变得迟缓。

这种状态还会影响中枢神经的正常运转，身体的动作自然也会缺乏流畅性，对某些部位带来额外的负担。这样一来，人就会越来越容易感到疲劳。

此外，当我们的体温升高时，身体会收集体内的水分，以汗液的形式排出体外，从而降低体温。所以<u>出汗就是人体调节</u><u>温度的过程</u>。

如果没有及时补充因出汗流失的水分，就会造成身体缺水，无法继续通过出汗的方式来调节体温，最终大脑和身体便会陷入无法运转的状态……这就是产生中暑的原理。

在缺水的状态下，我们不仅无法从疲劳中恢复过来，反而还会更加疲劳，所以对于调节身体状态来说，少喝水没有一点好处。

在开始任何训练前，运动医学中心一定会要求运动员喝水。并且只能喝白水，而不是带有味道的饮料，这个规则所有人都必须遵守。

<u>最基本的环节反而最容易被忽视，水分补充就属于这一类</u><u>情况。</u>为了减少身体的损伤，我们必须确保摄入足够的水分，维持体内的湿度。

斯坦福式抗疲劳思维

思维模式的重要作用

前面的章节介绍了疲劳对日常工作或运动员的比赛发挥带来的显著影响，以及预防和消除疲劳的方法。这些可以算作原理和实践方法，能否从疲劳中满血复活，还涉及另一个至关重要的因素。

这就是思维模式，也就是看待问题的方法和心态。

我这样说可能会引起一部分人误解："你的意思是只要有干劲儿就不会累，用毅力就能克服疲劳吗？"

"有干劲儿就不会累"是精神论，与思维模式完全是两回事。

精神论不过是敷衍一时的权宜之计，好比喊号子，充其量只能起到与心理暗示差不多的作用。

而思维模式是人在各种经历和所受教育中形成的"思考问题的框架"，经过心理学研究的验证，能有效影响人的行为方式和身体状态的思考方法。

正如本书开篇提到的，思维模式也是一流运动员打造抗疲劳体质的重要基础之一。

为了真正养成抗疲劳体质，我想在本书的最后再介绍一下这种抗疲劳思维。

为什么小孩子总是精力过人

斯坦福大学的心理学家卡罗尔·德韦克教授从事思维模式的研究已经将近三十年，是这方面的国际权威。因为在同一所大学任教的缘分，我们曾多次邀请德韦克教授到运动医学中心举办讲座。

德韦克教授认为，两个实力相同的人，如果思维模式不同，那么他们能够发挥出来的水平也会不同。

从小时候到长大成人，每个人都会经历无数次失败和挑战，并在此过程中增强实力，不断成长。在人的成长过程中，反复遭遇失败和挑战是必不可少的组成部分。

在"面对失败不轻言放弃"的心理背后，是"自己可以通过努力提高能力"的思维方式在发挥作用。德韦克教授把这种思维方式叫作"成长型思维（growth mindset）"。

我们在小时候总会一天到晚不停地追问："为什么？""那

是什么?"

就算遇到未知的东西,就算因此失败挫折,他们也会以积极的心态去思考怎样才能做得更好。正因如此,孩子才会打破砂锅问到底吧。

英国作家伊恩·莱斯利认为,孩子们都是不折不扣的"好奇心的产物",好奇心对孩子乃至全人类的成长都具有无可替代的作用。事实上,孩子在2~5岁的3年期间据说总共会提4万次问题。莱斯利在他的《好奇心:保持对未知世界永不停息的热情》一书中提到了这个发现。

长大成人后能否继续拥有成长型思维,在做任何事情时都是决定成败的关键。

斯坦福设计思维(在大量重复尝试与失败的过程中求解的思维方式)的提出者戴维·凯利和汤姆·凯利用一句话很好地诠释了这个道理:"没有允许失败的环境,就不会有今天的硅谷,硅谷是成长型思维的结晶"。

"不完备"也能超常发挥

思维模式也是决定我们能否培养成抗疲劳体质的重要因素。

　　德韦克教授认为，与"成长型思维"相反的思维模式是"固定型思维（fixed mindset）"。

　　固定型思维的具体表现包括维持现状、注重表象、首要目的是得到表扬、给自己设限等。面对疲劳，拥有这种思维模式的人只会认为"疲劳＝累得再也坚持不下去了""等缓过劲儿来再说吧"。

　　而面临同样的问题，拥有成长型思维的人则会想："疲劳＝只要消除疲劳，就能发挥得更好。"换句话说，这样的人会去思考"如何消除疲劳？自己哪些地方做得不够好？怎样才能发挥出自己的最佳水平？"这才是积极的疲劳管理。

　　拥有成长型思维的人不会甘心一直处于疲劳的状态，不会任由自己被压力压垮，他们善于积极尝试预防法和恢复法，从而改变疲劳的现状，显著提高生产率。

"尚未"的神奇功效

　　那么，怎样才能拥有成长型思维呢？

　　德韦克教授介绍了一个非常简单的方法。无论是谁，只要学会了一个词，就能拥有成长型思维。

这个词就是"尚未（yet）"。

别轻易断定目标"无法实现"，它只是"尚未实现"。别轻言放弃，认为自己做不到，而是要相信自己只是"尚未做到"。

像这样，只用这一个词就能转变思维模式，相信"自己虽然尚未达到期望的水平，但有朝一日总会达到"。

不断运用这种方法，让自己成为拥有成长型思维的人，我们就能比预想更快地到达既定的目标。

可能你会认为"人的想法怎么会因为一两句话就轻易改变呢"，这其实也是固定型思维的一种表现。对此，你不用立即发誓要把自己改造成成长型思维，而是告诉自己"我的想法只是尚未改变罢了"。就算今天尚未做到，明天说不定就做到了。就算明天还是不行，也不能断定一周之后会如何……

不要从一开始就全盘否定，这是获得成长型思维的第一步。

通过超短期目标循环进步

我也会指导运动员们用"尚未"这个词来培养成长型思维，不过他们不能仅仅停留在"虽然今天尚未做到，但有朝一日终会做到"的乐观态度上。

没有真正形成成长型思维，就无法坚信"虽然今天尚未做到，但有朝一日终会做到"，总会在中途失去信心，并就此放弃。

所以，他们在放眼最终目标的同时，还必须思考"既然目前还无法实现最终目标，那么现在的自己能做到什么"，并在此基础上制定最短期的目标，向着这个目标努力拼搏。

凡是取得非凡成就的运动员，都一定同时拥有"长期目标"和"超短期目标"，并通过实现一个又一个"超短期目标"，逐渐缩短自己与长期目标之间的距离。

因为他们懂得，如果只有长期目标，即使是最坚定地拥有成长型思维的人，也总有一天会感到筋疲力尽。

从现实的角度来看，只靠长期目标获得成功，对运动员而言是一种"空想"，属于一种精神论。

"有朝一日我要成为全美第一！"，这种长期目标固然重要，但要想让它变成现实，必须先在今年的全国比赛中获得名次，在下个月的州级比赛中有必胜的把握，而为此必须通过在本周的训练中缩短时长等方法拿到参赛资格。

何况运动员从事体育运动还是一场与时间的赛跑。能发挥出最佳水平的黄金年龄段在某种程度上是固定的，因此只有"有朝一日刷新世界纪录"的超长期目标不具有任何实际意义。

成长型思维模式与超短期目标相辅相成。只有这两个方面并驾齐驱，才能显著加快实现目标的速度。

这个方法也适合普通人用来对待疲劳。

制定长期目标，确信"虽然现在尚未实现，但从长期来看我一定能养成抗疲劳体质"的同时，还必须制定超短期目标，如"不要在日常工作中一直处于疲劳状态""每天的疲劳都要在当天消除""预防明天可能产生的疲劳"等，并运用本书介绍的方法逐一实现。

这样坚持下去，相信你终有一日会如愿拥有抗疲劳体质。

超人也有极限

畅销书《坚毅：释放激情与坚持的力量》的作者、宾夕法尼亚大学心理学教授安杰拉·达克沃思曾说，即便是活跃在国际赛场上的运动员，"刻意训练"最多也只能坚持 1 小时，即使在训练之间设定休息时间，"3~5 小时也是极限了"。

要想真正做到持之以恒，就不能依靠"今天我要挑战极限"的心态。相比之下，"今天尚未做到，所以我要从一天的疲劳当中恢复过来，明天继续尝试"的思维模式才能提高实现目标的概率。

本章介绍的高强度工作法虽然能有效地把疲劳控制在最小范围，但大家可不要用这些方法来挑战自己的极限。

工作中难免遇到必须拼搏的时候，但这不应该成为常态。这也是实现培养抗疲劳体质这个长期目标的一个关键因素。

工作忙碌时，我们常常会把一整天都排满各种任务，期望一天就把所有的事情都搞定。但大家千万不要高估自己一天能做的事，就算能够超额完成工作，很多时候可能工作的质量也不尽如人意。

即使是忙得不可开交的日子，也要有意识地划分出"短期阶段"。每天除了制订当天的目标，也别忘了留出一些恢复的时间，让自己在疲劳程度最小的状态下工作，这样反而会比预期更快、更好地实现目标。

这也是一种抗疲劳思维。

不疲劳才能续航更持久

运动员和上班族都要面临一种共同的潜在损耗 —— 职业倦怠综合征。

职业倦怠综合征是指，朝着最终目标奋力拼搏的人因过度投入精力而筋疲力尽，对一切都失去了干劲儿的状态。

关于其具体原因，心理治疗内科做过多方面的研究，总的来说，这种状态是由"极度的身心疲劳"造成的。

在我看来，职业倦怠综合征是为了在比赛或工作中取得成绩而欠下的"疲劳负债"不断累积所造成的结果。

要在避免陷入职业倦怠的同时取得最好的成绩，我强烈建议大家在全身心投入工作的同时，一定不要忘了预防疲劳和及时消除疲劳。

我十分喜欢"雁衔长芦"这句谚语。

大雁是一种候鸟，外形与野鸭相似，我在前文中曾提到过，候鸟的翅膀根部含有能消除疲劳的咪唑二肽。

"雁衔长芦"的意思是大雁在渡海之前，会在嘴中衔上一片芦苇。当它飞累了，就将芦苇浮于水上，自己停在上面休憩。人们用这个谚语来形容做事要准备周全。

就连疲劳耐性极强的候鸟，都知道要备有能消除疲劳的"工具"。为了培养抗疲劳体质，生活在现代的我们又有什么理由不做好周全的准备，预防并及时消除疲劳呢？

"避免一直处于疲劳状态，才能提高发挥水平。"

"积极采取措施，预防疲劳并在感到疲劳后及时恢复身体。"

"感到疲劳说明自己的能力还有提升的余地，我可以做得更好。"

无论从短期来看，还是从长期来看，要获得最终的胜利，在身体和心理上都必须做好准备，防止疲劳负债越积越多。

后　记
重启后，成为最强的自己

如果员工说"我累了，今天想请假不去上班了"，恐怕没有几家公司会批准他在家休息。

如果全职太太宣布"我累了，所以就不做家务了"，家人也未必都能体谅她的辛苦，让她好好休息。

很多时候，这样的诉求并不一定能得到别人的关心，说不定还会招来不满。

不过，如果员工说"今天我发烧了，想请假休息一天"的话，他的领导一定会批准，而且还会关切地嘱咐他好好养病。

如果全职太太说"我骨折了，暂时做不了家务"，家人也应该体谅她吧。

从这些例子中我们可以发现，疲劳很容易被人们忽视，很多人都抱有"不就是累一点吗""关键看你有没有干劲儿"或者"累就是心态的问题"等想法。

我想强调的是，所有人都认为生病或受伤等情况下理应休息，殊不知这些情况正是疲劳导致的。

"我们应该更重视疲劳的问题。"

这是我这 16 年来，作为运动防护师，在陪伴斯坦福大学的学生运动员们面对极端疲劳的过程中获得的感悟。

当然，现实的情况是我们很难用数据把疲劳呈现出来，疲劳也算不上疾病的一种。

虽然现在也有一些测量疲劳的科学方法，但都还处于研究阶段，尚未得到普及。

或许正因为如此，才导致人们对疲劳的理解程度很低，很少有人会因为疲劳而专门到医院去寻求治疗或找人咨询。

但另一方面，美国现在除了运动员会配备运动防护师，许多公司也开设了健身和医学部门，还有越来越多的 IT 企业会专门招聘运动防护师、物理治疗师、健身教练、瑜伽或普拉提导师为软件工程师们提供帮助。

和运动员一样，在现代社会的激烈竞争中，为了让每个员工都保持最佳状态，越来越多的企业也开始完善内部的辅助体系。

此外，在美国的体育界，"疲劳会影响发挥"是众所周知的事实，不仅斯坦福大学运动医学中心会为了预防疲劳控制训练量，所有职业运动界也都是这样做的。

有一些到海外发展的日本运动员反而会被教练提醒不要过度训练，这种情况也很常见。

在美国，人们也非常注重睡眠对消除疲劳起到的关键作用。亚马逊创始人杰夫·贝佐斯在接受《华尔街日报》的采访时曾说自己只要保证 8 小时睡眠，状态就会更好，这也成了人们讨论的热门话题。

担任航空火箭研发制造公司 Space X 和特斯拉电动汽车公司首席执行官的埃隆·马斯克是一名"每周工作 100 小时"的高强度工作者，但就算工作如此繁忙，他也表示自己每天要睡 6 小时。

我能同时接触到日本和美国的情况，对比这两个社会，我感觉在对疲劳的认知度方面，美国要更领先一些。

日本虽然终于也有越来越多的人开始明白累了的时候最好休息，但这还只是起点。显然，日本的现实情况是，人们的疲劳并没有得到充分的缓解。

大家都处于慢性疲劳的状态，但社会对疲劳的理解程度还远远不够。我甚至怀疑，日本的电车里总是弥漫着一种无精打采的气氛，就是这个原因造成的。

斯坦福大学的学生运动员们总是为了实现眼前的目标和战胜对手，从长期和短期两个方面制定规划，在依次完成它们的过程中不断前进。

为了实现理想和目标，他们会尽量掌握相关的知识，充分利用现有的资源，并付出最大限度的努力。

其实，实现目标的这个过程不仅限于体育界，也同样适用于通过疲劳管理确保自己能够发挥出100%的实力，这也是我写作本书的主要目的。

在我们朝着目标努力的过程中，疲劳是最大的障碍。只有在了解疲劳的真相的基础上不断战胜疲劳，我们才能在人生中有精彩的表现。

今后，我们应该更积极地预防和消除疲劳，提高疲劳管理的技能，逐步消除疲劳负债。我深感这才是当今社会所必需的。

每一个人都可以先从自己做起，改变自己对疲劳的态度和管理方法。请大家按照本书介绍的方法，在日常工作生活中形成良好的习惯，改变自己面对疲劳时的思维模式，养成抗疲劳体质。为了自己，也为了家人，让我们都来开始管理疲劳吧。

如果每个人都能以更好的状态工作，整个国家的状态也会得到提升，所有人都将面临更美好的未来。

无论男女老幼，无论你生活在哪个国家，我都衷心地希望你能 100% 地发挥出自己的实力，希望这样的人越来越多。

主要参考资料

论文类参考资料基本上按照执笔者姓名、论文名称、刊登杂志名称、年、卷（号）、页码的顺序列举。

前　言　来自顶级运动医学中心的抗疲劳法

• TIMES HIGHER EDUCATION, *World University Rankings 2018.*
https://www.timeshighereducation.com/world-university-rankings/2018/
world-ranking#!/page/0/length/25/sort_by/rank/sort_order/asc/cols/stats
• U.S. News & WORLD REPORT, *Best Global Universities Rankings.*
https://www.usnews.com/education/best-global-universities/rankings

第 0 章　斯坦福大学破解疲劳的真相

• Maruta, J., et al., *Predictive visual tracking: specificity in mild traumatic brain injury and sleep deprivation.* MILITARY MEDICINE, 2014, 179(6):619−625.
• Pavel Kolar, et al., *CLINICAL REHABILITATION.* DNS, 2014.
• Alex Hutchinson, *WHICH COMES FIRST, CARDIO OR WEIGHTS?: Fitness Myths, Training Truths, and Other Surprising Discoveries from the Science of Exercise.* William Morrow Paperbacks, 2011.

第 1 章　全球最前沿的 IAP 呼吸法

• Andrew, H., *Brain over brawn-CNS training for enhanced performance.* PEAK PERFORMANCE. https://www.peakendurancesport.com/endurance-training/techniques/brain-brawn-cns-trainingenhanced-performance/

• Hodges, PW., et al., *Intra-abdominal pressure increases stiffness of the lumbar spine.* J Biomech, 2005 Sep; 38(9):1873−1880.

• Hodges, PW., et al., *Contraction of the human diaphragm during rapid postural adjustments.* J Physiol, 1997 Dec 1; 505(Pt2):539−548.

• Frank, C., Kobesova, A., and Kolar, P., *DYNAMIC NEUROMUSCULAR STABILIZATION & SPORTS REHABILITATION.* International Journal of Sports Physical Therapy, 2013 Feb; 8(1):62−73.

• Kobesova, A., et al., *Effects of shoulder girdle dynamic stabilization exercise on hand muscle strength.* Isokinetics and Exercise Science, 23(2015)21−32.

• Kolar, P., et al., *Postural function of the diaphragm in persons with and without chronic low back pain.* J Orthop Sports Phys Ther, 2012 Apr; 42(4):352−362.

• Kobesova, A., and Kolar, P., *Developmental kinesiology: Three levels of motor control in the assessment and treatment of the motor system.* Journal of Bodywork & Movement Therapies(2013), xx, 1−11.

• Hodges, PW., and Gandevia SC., *Changes in intra-abdominal pressure during postural and respiratory activation of the human diaphragm.* J

Appl Physiol(1985). 2000 Sep; 89(3):967−976.

• Son, MS., et al., *Effects of dynamic neuromuscular stabilization on diaphragm movement, postural control, balance and gait performance in cerebral palsy.* NeuroRehabilitation. 2017; 41(4):739−746.

• Zajac, A., et al., *Central and Peripheral Fatigue During Resistance Exercise- A Critical Review.* J Hum Kinet.2015 Dec30; 49:159−169.

• Pereira, VH., Campos, I., and Sousa, N., *The role of autonomic nervous system in susceptibility and resilience to stress.* Current Opinion in Behavioral Sciences, April 2017, 102−107.

• Taylor, JL., et al., *Neural Contributions to Muscle Fatigue: From the Brain to the Muscle and Back Again.* Med Sci Sports Exerc. Author manuscript; available in PMC 2017 Nov 1.

• Tanaka, M., et al., *Effect of mental fatigue on the central nervous system: an electroencephalography study.* Behav Brain Funct. 2012; 8: 48.

第 2 章　不让疲劳过夜的终极恢复法

• Versey, NG., Halson, SL., and Dawson, BT., *Water Immersion Recovery for Athletes: effect on exercise performance and practical recommendations.* Sports Medicine, Nov; 43(11):1101−1130.

• Hing, WA., et al., *Contrast therapy--a systematic review.* Phys Ther Sport. 2008 Aug; 9(3):148−161.

• Higgins, TR., Greene, DA., and Baker MK., *Effects of Cold Water Immersion and Contrast Water Therapy for Recovery From Team Sport:*

A Systematic Review and Meta-analysis. J Strength Cond Res, 2017 May; 31(5):1443−1460.

• Versey, N., Halson, S., and Dawson, B., *Effect of contrast water therapy duration on recovery of cycling performance: a dose-response study.* Eur J Appl Physiol.2011 Jan; 111(1):37−46.

• Reyner, LA., and Horne, JA., *Sleep restriction and serving accuracy in performance tennis players, and effects of caffeine.* Physiol Behav, 2013 Aug 15; 120:93−96.

• Cheri, DM., et al., *The Effects of Sleep Extension on the Athletic Performance of Collegiate Basketball Players.* Sleep, 2011 Jul 1; 34(7): 943−950.

• Milewski, MD., et al., *Chronic lack of sleep is associated with increased sports injuries in adolescent athletes.* J Pediatr Orthop. 2014 Mar; 34(2): 129−133.

• Taylor, L., et al., *Sleep Medication and Athletic Performance-The Evidence for Practitioners and Future Research Directions.* Front Physiol. 2016; 7:83.

• Potter, ML., and Weiler, N., *Short Sleepers Are Four Times More Likely to Catch a Cold.* UCSF, August 31, 2015.

• Spiegel, K., et al., *Effects of poor and short sleep on glucose metabolism and obesity risk.* Nat Rev Endocrinol, 2009 May; 5(5):253−261.

• Leproult, R., and Cauter, VE., *Effect of 1 week of sleep restriction on testosterone levels in young healthy men.* JAMA, 2011 Jun 1; 305(21):

2173−2174.

• Stanford MEDICINE, *Sedentary Behavior-Too much sitting appears to be a major health riskor - get off your fatty acids.*

• Susan Scutti, *Yes, sitting too long can kill you, even if you exercise* . CNN. https://edition.cnn.com/2017/09/11/health/sitting-increases-risk-of-death-study/index.html

• Owen, N., *Sedentary behavior: Understanding and influencing adults, prolonged sitting time.* Prev Med, 2012; 55 · 535−539.

• 西野精治、『スタンフォード式 最高の睡眠 』、サンマーク出版、2017.（西野精治著，君风竹译：《斯坦福高效睡眠法》，北京：文化发展出版社，2018 年。）

第 3 章　打造抗疲劳体质的一流饮食法

• Alex Hutchinson, *The High-Fat Diet for Runners.* Outside. https://www.outsideonline.com/1926266/high-fat-diet-runners

• Volek, JS., Noakes, T., and Phinney, SD., *Rethinking fat as a fuel for endurance exercise.* Eur J Sport Sci. 2015; 15(1):13−20.

• Nishitani, M., et al., *Novel Anti-Fatigue Compound: Imidazole Dipeptide.* Japanese Journal of Complementary and Alternative Medicine, Volume 6(2009) Issue 3 Pages 123−129.

• Ernesto Pollitt, *RESEARCHERS FIND BREAKFAST CRITICAL TO PERFORMANCE.* UCDAVIS HEALTH. https://www.ucdmc.ucdavis.edu/publish/news/newsroom/3052

•「疲労の正体」週刊ダイヤモンド (20161112、第 104 巻 44 号)

• エレイン N.マリーブ、『人体の構造と機能　第 2 版 』、医学書院、2005.

第 4 章　斯坦福式高强度工作法

• G. Gregory, Haff, and N. Travis, Triplett, *Essentials of Strength Training and Conditioning.* Human Kinetics, 2015.

• William, DM., Frank, IK., and Victor, LK., *Exercise Physiology: Nutrition, Energy, and Human Performance, International Edition.* Lippincott Williams & Wilkins, 2014.

• H. Craig Heller and Dennis A.Grahn, *Enhancing Thermal Exchange in Humans and Practical Applications.* DISRUPTIVE SCIENCE AND TECHNOLOGY, Volume1, Number1, 2012.

• Janda, V., *On the concept of postural muscles and posture in man.* Aust J Physiother, 1983 Jun; 29(3):83−84.

• Phil Page, Clare C. Frank, and Robert Lardner, *Assessment and Treatment of Muscle Imbalance: The Janda Approach.* Human Kinetics, 2010.

• Shirley Sahrmann and Associates, *MOVEMENT SYSTEM IMPAIRMENT SYNDROMES of the Extremities, Cervical and Thoracic Spines.* Mosby, 2010.

• Shirley Sahrmann, *Diagnosis and Treatment of Movement Impairment Syndromes.* Mosby, 2001.

• Kyndall, LB., *CLINICAL APPLICATION OF THE RIGHT SIDELYING RESPIRATORY LEFT ADDUCTOR PULL BACK EXERCISE.* International Journal of Sports Physical Therapy, 2013 Jun; 8(3):349−358.

• Carol S. Dweck, *Mindset: The New Psychology of Success.* Ballantine Books, 2007. (卡罗尔·德韦克著, 楚祎楠译:《终身成长》, 南昌: 江西人民出版社, 2017 年)

• Ian Leslie, *Curious: The Desire to Know and Why Your Future Depends On It.* Basic Books, 2015. (伊恩·莱斯利著, 马婕译:《好奇心》, 北京: 中国人民大学出版社, 2017 年)

• Tom Kelly and David Kelly, *Creative Confidence: Unleashing the Creative Potential Within Us All.* Crown Business, 2013. (汤姆·凯利、戴维·凯利著, 赖丽薇译:《创新自信力》, 北京: 中信出版社, 2014 年)

• Moser, JS., et al., *Mind your errors: evidence for a neural mechanism linking growth mind-set to adaptive posterror adjustments.* Psychol Sci.2011 Dec; 22(12):1484−489.

• Angela Duckworth, *Grit: The Power of Passion and Perseverance.* Scribner, 2016. (安杰拉·达克沃思著, 安妮译:《坚毅》, 北京: 中信出版集团, 2017 年)

图书在版编目（CIP）数据

斯坦福抗疲劳法 /（日）山田知生著; 程雨枫译
. -- 北京：中国友谊出版公司, 2020.10（2022.10 重印）
ISBN 978-7-5057-4999-3

I. ①斯… II. ①山… ②程… III. ①疲劳（生理）—
消除—普及读物 IV. ① R161-49

中国版本图书馆CIP数据核字(2020)第176964号

著作权合同登记号　图字：01-2020-6471

书名	斯坦福抗疲劳法
作者	[日]山田知生
译者	程雨枫
出版	中国友谊出版公司
发行	中国友谊出版公司
经销	新华书店
印刷	天津雅图印刷有限公司
规格	889×1194毫米　32开
	7.5印张　108.8千字
版次	2021年3月第1版
印次	2022年10月第5次印刷
书号	ISBN 978-7-5057-4999-3
定价	49.80元
地址	北京市朝阳区西坝河南里17号楼
邮编	100028
电话	（010）64678009